中医临床必读丛书

血证论

清·唐宗海 著
魏武英 李佺 整理

人民卫生出版社

图书在版编目(CIP)数据

血证论/清·唐宗海著　魏武英等整理.—北京：人民卫生出版社，2005.5

（中医临床必读丛书）

ISBN 978-7-117-06717-1

Ⅰ.血…　Ⅱ.①唐…②魏…　Ⅲ.血证-研究　Ⅳ.R255.7

中国版本图书馆 CIP 数据核字(2005)第 021359 号

门户网：	www.pmph.com	出版物查询、网上书店
卫人网：	www.ipmph.com	护士、医师、药师、中医师、卫生资格考试培训

中医临床必读丛书

血　证　论

著　　者：清·唐宗海
整　　理：魏武英　李　佺
出版发行：人民卫生出版社（中继线 010-59780011）
地　　址：北京市朝阳区潘家园南里 19 号
邮　　编：100021
E - mail：pmph @ pmph.com
购书热线：010-59787592　010-59787584　010-65264830
印　　刷：三河市尚艺印装有限公司
经　　销：新华书店
开　　本：850×1168　1/32　　**印张**：8.25
字　　数：202 千字
版　　次：2005 年 8 月第 1 版　2025 年 1 月第 1 版第 28 次印刷
标准书号：ISBN 978-7-117-06717-1/R·6718
定　　价：15.00 元

打击盗版举报电话：010-59787491　E-mail：WQ @ pmph.com
（凡属印装质量问题请与本社市场营销中心联系退换）

出版者的话

中医要发展创新，提高临床疗效是必由之路。而提高临床疗效的捷径，就是继承前人宝贵的诊疗理论和丰富的临床经验。古今大凡著名医家，无不是在熟读古籍，继承前人经验的基础上而成为一代宗师的。厚积薄发，由博返约，是读书成才的必然过程。步入 21 世纪，中医的发展与创新仍然离不开继承，而继承的第一步必须是熟读中医古籍，奠定基础。这好比万丈高楼，筑基必坚；参天大树，扎根必深。

为了在新世纪进一步发展中医，提高中医临床疗效水平，针对目前中医现状，国家中医药管理局启动了“优秀中医临床人才研修项目”。该计划首批精选培养名中医 200 名左右，期望在新世纪再培养一大批中医临床大家，为我国人民的医疗保健再做贡献。做临床，必读古籍；做名医，更需要熟悉古籍并能灵活应用。为了适应中医临床人才培养计划，我们从“优秀中医临床人才研修项目”必读书目中精选了中医各科必读的 20 种重点古籍，重加整理出版，编成《中医临床必读丛书》。本丛书所选精当，涵盖面广，多为历代医家推崇，尊为必读经典著作，在中医学发展的长河中，占有重要的学术地位。

本次整理突出了以下特点：①力求原文准确，每种医籍均由各科专家遴选精善底本，加以严谨校勘，为读者提供精确的原文。②原则上只收原文，不作校记和注释，旨在使读者在研习之中渐得旨趣，体悟真谛。③每书撰写了导读，介绍该书的作者生平、成书背景、学术特点，及对临床的指导意义以及如何学习运用等内容，提要钩玄，以启迪读者。为便于读者检索，书后附以索引。

期望本丛书的出版，能真正起到读古籍，筑根基，做临床，提疗效的作用，有助于中医临床人才的培养和成长，以推动我国中医药事业的发展与创新。

人民卫生出版社

2005年3月

序

中医药学是具有中国特色的生命科学，是科学与人文融合得比较好的学科，在人才培养方面，只要遵循中医药学自身发展的规律，只要把中医理论知识的深厚积淀与临床经验的活用有机的结合起来，就能培养出优秀的中医临床人才。

近百余年西学东渐，再加上当今市场经济价值取向的作用，使得一些中医师诊治疾病，常以西药打头阵，中药作陪衬，不论病情是否需要，一概是中药加西药。更有甚者不切脉、不辨证，凡遇炎症均以解毒消炎处理，如此失去了中医理论对诊疗实践的指导，则不可能培养出合格的中医临床人才。对此，中医学界许多有识之士颇感忧虑而痛心疾首。中医中药人才的培养，从国家社会的需求出发，应该在多种模式多个层面展开。当务之急是创造良好的育人环境。要倡导求真求异，学术民主的学风。国家中医药管理局设立了培育名医的研修项目，首先是参师襄诊，拜名师制订好读书计划，因人因材施教，务求实效。论其共性则需重视“悟性”的提高，医理与易理相通，重视易经相关理论的学习；还有文献学、逻辑学，生命科学原理与生物信息学等知识的学习运用。“悟性”主要体现在联系临床，提高思想思考思辩的能力，破解疑难病例获取疗效。再者是熟读一本临证案头书，研修项目精选的书目可以任选，作为读经典医籍研修晋阶保底的基本功。第二是诊疗环境，我建议城市与乡村、医院与诊所、病房与门诊可以兼顾，总以多临证多研讨为主。若参师三五位以上，年诊千例以上，必有上乘学问。第三是求真务实，“读经典做临床”关键在“做”字上苦下功夫，敢于置疑而后验证、诠释进而创新，诠证创新自然寓于继承之中。

中医治学当溯本求源，古为今用，继承是基础，创新是归宿，认真继承中医经典理论与临床诊疗经验，做到中医不能丢，进而才是中医现代化的实施。厚积薄发、厚今薄古为治学常理。所谓勤求古训、融汇新知，即是运用科学的临床思维方法，将理论与实践紧密联系，以显著的疗效、诠释、求证前贤的理论，寓继承之中求创新发展，从理论层面阐发古人前贤之未备，以推进中医学科的进步。

综观古往今来贤哲名医均是熟谙经典，勤于临证，发遑古义，创立新说者。通常所言的“学术思想”应是高层次的成就，是锲而不舍长期坚持“读经典做临床”在取得若干鲜活的诊疗经验的基础上，应是学术闪光点凝聚提炼出的精华。笔者以弘扬中医学学科的学术思想为己任而决不敢言自己有什么学术思想，因为学术思想一定要具备有创新思维与创新成果，当然是在继承为基础上的创新；学术思想必有理论内涵指导临床实践，能以提高防治水平；再者学术思想不应是一病一证一法一方的诊治经验与心得体会。如金元大家刘完素著有《素问玄机原病式》，自述“法之与术，悉出《内经》之玄机”，于刻苦钻研运气学说之后，倡“六气皆从火化”，阐发火热病证脉治，创立脏腑六气病机、玄府气液理论。其学术思想至今仍能指导温热、瘟疫的防治。SARS 流行时，运用玄府气液理论分析证候病机，确立治则治法，遣药组方获取疗效，应对突发公共卫生事件造福群众。毋庸置疑刘完素是“读经典做临床”的楷模，而学习历史，凡成中医大家名师者基本如此，即使当今名医具有卓越学术思想者，亦无例外，因为经典医籍所提供的科学原理至今仍是维护健康防治疾病的准则，至今仍葆其青春，因此“读经典做临床”具有重要的现实意义。

值得指出，培养临床中坚骨干人才，造就学科领军人物是当务之急。在需要强化“读经典做临床”的同时，以唯物主义史观学习易经易道易图，与文、史、哲，逻辑学交叉渗透融合，提高“悟性”指导诊疗工作。面对新世纪东学西渐是另一股潮流，国外学者研究老聃、孔丘、朱熹、沈括之学，以应对技术高速发展与理论相对滞后的矛盾日趋突出的现状。譬如老聃是中国宇宙论的开拓者，惠施则注重宇宙中一般事物的观察。他解释宇宙为总包一切之“大一”与极微无内之“小一”构成，大而无外小而无内，大一寓有小一，小一中又涵有大一，两者相兼容而为用。如此见解不仅对中医学术研究具有指导作用，对宏观生物学与分子生物学的链接，纳入到系统复杂科学的领域至关重要。近日有学者撰文讨论自我感受的主观症状对医学的贡献和医师参照的意义；有学者从分子水平寻求直接调节整体功能的物质，而突破靶细胞的发病机制；有医生运用助阳化气，通利小便的方药能同时改善胃肠症状治疗幽门螺旋杆菌引起的胃炎，还有医生使用中成药治疗老年良性前列腺增生，运用非线性方法，优化观察指标，不把增生前列腺的直径作为惟一的“金”指标，用综合量表评价疗效而获得认许，这就是中医的思维，要坚定地走中国人自己的路。

人民卫生出版社为了落实国家中医药管理局设立的培育名医的研修项目，把研修项目精选的20种古典医籍予以出版，为我们学习提供了便利条件，只要我们“博学之，审问之，慎思之，明辩之，笃行之”，就会学有所得、学有所长、学有所进、学有所成。治经典之学要落脚临床，实实在在去“做”，切忌坐而论道，应端正学风，尊重参师，教学相长，使自己成为中医界骨干人才。名医不是自封的，需要同行认可，而社会认可更为重要。让我们互相勉励，为中国中医名医战略实施取得实效多做有益的工作。

王永炎

2005年7月5日

导读

清·唐宗海《血证论》是中医血证专书和血证诊治之典籍。对血证的分类条理清晰，其理论认识独到，所列方药疗效卓著。该书向为医家所重视，为中医临床各科人员和有志于血证者不可不读的重要参考书。该书虽经多次再版刊印，却依然供不应求，此次再版，即为满足广大读者的迫切需要。

一、《血证论》及其作者

《血证论》为清·唐宗海(1851～1908)[注]著，成书于1884年。唐氏，字容川，四川彭县人，进士及第，晚清著名医家。早年缘于其父体弱多病而立志习医。后来其父患吐血、下血证，照各书施治无效，名医也无良法，遂着意探索血证诊治。曾遍览方书，深得《内经》、仲景书之旨，在此基础之上，研讨组合方药，"用治血证，十愈七八"，著成"理足方效"的《血证论》一书，弥补了此前血证理论和临床诊治的空白。该书一经问世，各地即重复刊印，仅百年间就有版本二十余种，足证明人们对该书的重视及其对后世影响之大。唐氏又为中国医学史上"中西汇通派"代表人物之一，认为中西医各有所长，主张汇通中西。其著作除本书外，尚有《中西汇通医经精义》、《金匮要略浅注补正》、《伤寒论浅注补正》、《本草问答》等。以上诸书与《血证论》合称《中西汇通医书五种》。

《血证论》全书共分八卷。卷一为总论，分述阴阳水火气血、男女异同、脏腑病机、脉证生死、用药宜忌、本书补救论等；卷二论述血上干证治，诸如吐、呕、咯、唾、咳血，等血证计十四条；卷三为血外渗证治，有诸如汗血、血箭、血痣等七条；卷四为血下泄证治，有诸如便血、便脓、尿血等六条；卷五为血中瘀证治，有诸如瘀血、蓄血、血臌等五条；卷六为失血兼见诸证，有痨瘵、咳嗽、发热等四十余条；卷七与卷八，编列出本书应用的方剂计二百余首，并附以方解。

二、《血证论》的主要学术特点及对临床的指导意义

1. 专论血证

中医学书籍浩如烟海，但有关血证，前人少有专著。该书以“血证论”命名，标题鲜明，主题突出，其专为血证立论，可谓独树一帜。该书卷一总论血证机理，余卷分述各种血证表现、鉴别和治疗。其对血证理论的论述详而有要；对血证的分类，条理清晰；对血证的治疗，则有法有方，有药有量，有方解，有加减。该书弥补了此前血证诊疗的空缺，问世以来，已成为医者治疗血证的必读之书。

2. 创新血证理论和治疗法则，学术价值甚高

(1)该书强调血证与水火气血、脏腑功能的密切关系。称“人之一身，不外阴阳，而阴阳二字，即是水火，水火二字，即是气血，水即化气，火即化血”，认为水火气血相互维系，相互资生制约，提出气水同病、同治和血火同病、同治的思想(《血证论·阴阳水火气血论》)。认为调气是治疗血证的关键，提出“治血必治气”，尤其需要调理脾胃之气；又认为血证的病机特点是“气盛即是火旺”、“火为血之魂，火升故血升，火降即血降”，提出治火即是治血，泻火即是止血等治疗思路。

(2)突破世人仅重视脾阳之偏见，创立脾阴学说(《血证论·

阴阳水火气血论》)。认为脾阴与脾阳,相互依存,相互为用。作者一改前人崇尚温补脾阳的治疗观点,善以润燥、益血之法滋补脾阴,认为(血证)当补阳者,十之二三,当补阴者,十之八九,体现了脾阴论的独特学术思想。

(3)总结出止血、消瘀、宁血、补血等治疗血证的四步之法。正如作者所说,“四者乃通治血证之大纲”。出血之初,止血能治标救急,“存得一分血,便保得一分命”;出血既止,溢出之血不能复还经脉,从而成为瘀血,消瘀可以减少各种变证的发生;宁血可杜绝血证复发;补血有收功之效。四步治法,环环相扣,深得中医理论标本缓急、虚实补泻之真谛,用治血证,焉能不效。

总之,该书“血火同病”、“火升故血升”、“脾阴论”等思想是对血证机理中肯而全面的认识;其提出的治火即是治血、泻火即是止血、“治血必治气”、治血需滋补脾阴等治疗原则,对后世治疗血证具有重要的指导意义;其创立的血证四步治法业已成为近现代各种出血证的经典治法。

3. 所载方药简洁实用,具有极高临床实用价值

唐氏特别善用前人经典处方,如《血证论》全书用到仲景小柴胡汤者达60余处。其在对仲景泻心汤治疗血证的分析中,认为“泻心即是泻火,泻火即是止血”,可谓一言中的。唐氏学古人而不拘泥于古人,在应用前人成方时能根据个人的学术观点和临床实际需要,加以变通化裁。如将炙甘草汤去桂枝、加白芍;将四君子汤加黄精、山药、玉竹;将小柴胡汤去半夏、加花粉等用于血证的治疗,即体现了重视脾阴的学术思想。

《血证论》所载方剂临床疗效卓著,多数至今仍然为中医人员所常用,或被制成各种剂型的成药应用于临床。这些方药不仅用于中医学传统疾病,而且常常被拓展用于治疗现代医学疾病,如人们用泻心汤改制成三黄片,治疗上消化道出血、高血压;用当归芦荟汤制成丸剂治疗血小板减少症、慢性粒细胞性白血病等,均获得相当成功。

唐氏从其重视气、阴的学术思想出发，用药多寒凉清火、甘寒养阴、甘凉清补，特别善用当归、人参、大黄、麦冬、白芍、山药等药。《血证论》中用到当归的方剂有53首，占全书方剂的25%，用到人参的方剂有47首。其对常用药物有独到见解，如说人参，“世以人参补气，便认为阳药，不知人参柔润甘寒，乃滋养中宫津液之药……世人不知气为水之所化，而以气属阳，妄指参为阳药”；对于大黄，作者认为泻心汤“全在大黄降气即以降血”，认为大黄“逆折而下”，能“破瘀逐陈”，称其“既是气药，又是血药，止血而不留瘀，尤为妙药”，是治血证“真圣药也”。作者的很多认识为当今无数临床所证实，例如上消化道出血多由气逆，且多出血与瘀血并见，大黄既止血又活血，目前已成为人们治疗上消化道出血最常用的主要药物，无论单用或复方应用，均有良好效果。

三、如何学习应用《血证论》

1. 重点阅读该书的核心内容

《血证论》一书的核心内容包括：卷一总论中“阴阳水火气血论”，为血证理论之基础，体现了中医学血证的提纲和作者关于血证的基本观点。卷二“吐血”、“咳血”、“鼻衄”，卷四“便血”、“尿血”、“经血”，卷五“瘀血”、“经闭”等，为血证诸病的代表类型。熟读这些内容，可以举一反三，触类旁通，有利于对全书的理解和掌握。

2. 把握该书的主要学术观点和治法特点

该书的主要学术观点表现为：①水火气血互生互用，水火气血均与血证密切相关；②调气、治水、降火、补泻脏腑等是治疗血证的总则；③血证多虚，宜在辨证基础上分别补脾、补肾、补阳、补阴。若能充分理解作者以上学术观点，即为掌握了该书的真髓，也即掌握了诊治血证的锁钥。

该书独创的止血、消瘀、宁血、补血等四大治法和步骤，为作者临床经验之结晶，为通治血证的治法纲领，具有极大的实用价值，需要读者认真学习并很好把握。

3. 充分认识辨证论治是该书的重要基础

该书充分体现中医学辨证论治规律的运用，将辨病和辨证结合认识血证，在此基础上提出相应治疗措施。如咳血病名下，分为实咳、虚咳、痰咳、气咳、骨蒸咳、痨虫咳等多种证候类型。其中实咳，更又细分外感风寒、内受温暑湿热、胃火上炎、肝火逆上、内伤肺胀、痰加瘀血等类型，书中分述它们的临床表现、病理机制、选用方药及加减变化。只有完全掌握各种血证的不同证型，由此而选方和加减用药，方为掌握了血证诊治的要领。

4. 熟练掌握该书方剂

该书所列方剂，多为临床常用有效名方，不仅可用于血证，更可广泛用于其他杂证，需要熟练掌握。不仅需要记忆方中药物组成，更需要仔细分析作者对方剂的认识，深刻领会诸方功效和证候特点，掌握药物加减的着眼点。在此基础上，才能根据具体病人的不同病情，灵活变通应用，做到用其方，而不泥其药。

5. 正确看待该书的观点和经验

该书作者曾说"是书为血症说法，与杂症不同，泥此书以治杂症固谬，若执杂症以攻此书，尤谬"，其目的在于告诫读者，勿以该书套用普通杂证，或以认识杂症的观点评价此书。同时，该书多用凉药、润药，少用热药、燥药，是缘于辨证论治的需要，因"血症宜凉者多"，血虚者多，而非作者偏爱。

总之，《血证论》乃中医学血证诊治方面为数不多的专著，主题明确，立论有据，方药效彰，极为实用。该书尤为血证专科、妇科、伤科医生所必备。其他如医学专业高年级学生，也有必要阅读此书，以拓宽知识领域，丰富相关知识，为将来的临床工作奠定坚实基础。

魏武英 李 佺

2005年3月

[注]有关唐宗海生卒年月，有多种说法。除本《导读》所说年代之外，另有王孟侠等认为是1848～1899年(《唐容川传闻琐记》)；北京中医学院等认为是1862～1918年(北京中医学院编《中国医学史》、中国中医研究院等主编《中医大辞典·医史文献分册》)；还有人据刘光第《衷圣斋诗集·送唐容川大令宗海之任来宾》推算认为是1845～1896年。

整理说明

《血证论》于公元1884年一经问世，旋即受到众多医家的高度重视，仅历百年，版本即达二十余种。除首版清光绪十年甲申(1884)刻本外，尚有光绪十六年庚寅(1890)刻本，光绪十九年癸巳(1893)湖北郧县署重刻本，光绪二十年甲午(1894)申江褒海山房石印本，光绪三十二年丙午(1906)善成堂重校本，光绪三十四年戊申(1908)上海千顷堂石印本。民国年间及建国以来，全国各大书局和上海、广州、北京等各大出版社均有刊行。影响之大，刊印之频，为近代医书所少见，足见其在人们心中的地位。

本次整理校对《血证论》，依人民卫生出版社1990年本(见人卫社1990年10月版《血证论》点校本)为参照本，并作以下变动：

1. 本书原为繁体字竖排版，本次出版将繁体字一律改为规范的简体字，同时将竖排改为横排版。

2. 对原书中需要修改校正的内容，均径行改正，一般不再加注解，不出校记。

3. 异体字不再保留原貌，统一改为现行简体字。如“瘅”改为“疸”，“蚘”改为“蛔”。

4. 对原书中明显的错字，直接改正。如“疲恭”(有版本写为“疲茶”)，因与文理、医理不通，故根据文义改为“疲乏”。

5. 本次整理，尽量规范中药名用字，如将白“芨”改为白“及”；旋“复”花改为旋“覆”花；“苧”麻改为“苎”麻等。

6. 土瓜根汤一方，原书中脱失剂量，现根据该方原始出处《金匮要略》，在各药名后增加剂量“三钱”。

7. 四神丸一方，诸药原已各具剂量，故将“各等分”几字删除。

8. 肾着汤一方，书中本无药物剂量，有些版本（如上海科技1977年版）加“各等分”几字。考虑方中附子、白术、甘草、红枣诸药等分并不相宜，故仍按主校本缺剂量，并加注予以说明。

9. 将书中所用方剂按笔画为序，附于书后。便于读者查阅。

魏武英　李　佺

2005年3月

血证论原序

先君子体羸善病，故海早岁即习方书，有恙辄调治之。癸酉六月，骤得吐血，继复转为下血。查照各书，施治罔效；延请名宿，仍无确见，大约用调停之药以俟病衰而已。因此遍览方书，每于血证，尝三致意。时，里中人甚诩乡先辈杨西山先生所著《失血大法》，得血证不传之秘，门下抄存，私为鸿宝。吾以先君病，故多方购求，仅得一览。而其书议论方药究亦未能精详，以之治病，卒鲜成效。乃废然自返，寝馈于《内经》、仲景之书，触类旁通，豁然心有所得，而悟其言外之旨，用治血证，十愈七八。今先君既逝，而荆妻冯氏又得血疾，亲制方剂，竟获安全。慨然曰：大丈夫不能立功名于天下，苟有一材一艺，稍足补救于当时，而又吝不忍传，陋哉。爰将失血之证，精微奥义，一一发明，或伸古人所欲言，或补前贤所未备，务求理足方效，不为影响之谈。书成，自顾而转憾悟道不早，不能延吾父之寿也。然犹幸此书之成可以救天下后世也。时：

光绪十年岁在甲申重九后一日容川唐宗海自序

血证论序

[illegible]子体羸善病，故[illegible]早岁[illegible]方书，有恙，辄调治之。[illegible]骤得吐[illegible]，继复转为下血，[illegible]照各书，[illegible]治罔效，延请名宿，仍无确见，大约用调停之药，以俟病衰而已。因此遍览方书，每于血证，[illegible]三致意。时[illegible]人[illegible]一览，而其书[illegible]论方药，亦未能精[illegible]，以之治病，终鲜成[illegible]

[illegible]

[illegible]奥义，一一发明，[illegible]博古人[illegible]，务求理足方效，不为影响之谈。[illegible]书成，[illegible]恨悟[illegible]不早，不能延吾父之寿也。然犹幸此书之成，可以救天下后世也。时[illegible]

光绪十年岁在甲申重九后一日容川唐宗海自序

凡　例

一、血证自古绝少名论，故是书条分缕析，务求精详。间有烦文冗字，意取明显，故不删削。

一、时贤论及血证，率多影响。是书独从《内》、《难》、仲景探源而出，发挥尽致，实补唐以下医书之所不逮。故除引经之外，余无采录。亦间有一二暗合者，皆系偶同，并非掠美。识者鉴之。

一、是书分别门类，眉目极清。即不知医者，临时查阅，无不了然，最便世用之书。

一、是书议论多由心得，然其发明处，要皆实事实理，有凭有验，或从古圣引伸，或从西法参得，信而有徵之说也，并非杜撰可比。

一、是书单为血证说法，与杂证不同。幸勿执彼例此，亦幸勿以此议彼。

一、是书单论血证，外有中西医判六经方证通解两书，嗣出始于杂证，推阐无遗，容后刊出再求赏析。

凡 例

[illegible]

[illegible]

[illegible]

[illegible]

[illegible]

目录

血证论一卷（总论六条） …… 1

阴阳水火气血论 …… 3

男女异同论 …… 7

脏腑病机论 …… 10

脉证死生论 …… 16

用药宜忌论 …… 17

本书补救论 …… 19

血证论二卷（血上干证治十四条） …… 21

吐血 …… 23

呕血 …… 38

咯血 …… 40

唾血 …… 42

咳血 …… 44

鼻衄 …… 52

脑衄 …… 55

目衄 …… 56

耳衄 …… 57

齿衄 …… 58

舌衄 …… 59

大衄 …… 59
零腥 …… 60
吐脓 …… 60

血证论三卷(血外渗证治七条) …… 63
汗血 …… 65
血箭 …… 67
血痣 …… 67
血瘙 …… 68
疮血 …… 68
创血 …… 71
跌打血 …… 73

血证论四卷(血下泄证治六条) …… 77
便血 …… 79
便脓 …… 83
尿血 …… 91
经血 …… 92
崩带 …… 94
产血 …… 96

血证论五卷(血中瘀证治五条) …… 101
瘀血 …… 103
蓄血 …… 107
血臌 …… 107
经闭 …… 109

胎气……111

血证论六卷(失血兼见诸证) ……117
痨瘵……119
咳嗽……120
发热……124
厥冷……126
寒热……127
出汗……127
发渴……128
心烦……130
卧寐……131
喘息……133
呃哕……135
痰饮……136
痞满……137
肿胀……139
怔忡……140
惊悸……141
健忘……142
恍惚……142
晕痛……143
眼目……144
耳病……145
口舌……146
咽喉……148

声音…………………………………………………………… 149
腹痛…………………………………………………………… 149
痹痛…………………………………………………………… 150
痿废…………………………………………………………… 150
遗精…………………………………………………………… 151
淋浊…………………………………………………………… 153
便闭…………………………………………………………… 154
泻泄…………………………………………………………… 155
饮食…………………………………………………………… 156
感冒…………………………………………………………… 158
痉掣…………………………………………………………… 159
暑疫…………………………………………………………… 160
食复…………………………………………………………… 160
劳复…………………………………………………………… 161
时复…………………………………………………………… 162
房劳复………………………………………………………… 164
附:抱儿痨论 ………………………………………………… 165

血证论七卷(方解上) …………………………………… 171
仲景泻心汤 ……………………………………………… 173
十灰散 …………………………………………………… 173
独参汤 …………………………………………………… 173
甘草干姜汤 ……………………………………………… 174
四物汤 …………………………………………………… 174
白虎汤 …………………………………………………… 175
佛手散 …………………………………………………… 175

失笑散 …… 175
大柴胡汤 …… 175
逍遥散 …… 175
当归芦荟汤 …… 176
地黄汤 …… 176
花蕊石散 …… 177
柏叶汤 …… 177
人参泻肺汤 …… 177
甲己化土汤 …… 178
牛膝散 …… 178
桃仁承气汤 …… 178
小调经汤 …… 178
小柴胡汤 …… 179
犀角地黄汤 …… 179
甘露饮 …… 180
清燥救肺汤 …… 180
保和汤 …… 181
麦门冬汤 …… 181
四磨汤 …… 182
桂苓五味甘草汤 …… 182
苏子降气汤 …… 182
肾气丸 …… 183
辛字润肺膏 …… 183
琼玉膏 …… 183
生脉散 …… 183
保元汤 …… 184

六君子汤 …… 184
天王补心丹 …… 184
朱砂安神丸 …… 185
人参养荣汤 …… 185
归脾汤 …… 185
养真汤 …… 186
小建中汤 …… 186
正元汤 …… 186
白凤膏 …… 186
桂枝甘草龙骨牡蛎汤 …… 187
滑氏补肝散 …… 187
炙甘草汤 …… 187
大补阴丸 …… 188
四物汤 …… 188
四君子汤 …… 188
异功散 …… 188
八珍汤 …… 188
十全大补汤 …… 188
当归补血汤 …… 188
柴胡清骨散 …… 189
保命生地散 …… 189
猪苓汤 …… 189
导赤散 …… 189
麻黄人参芍药汤 …… 190
止嗽散 …… 190
千金麦门冬汤 …… 190

柴胡梅连散 …… 191
甘桔汤 …… 191
葶苈大枣泻肺汤 …… 191
保和丸 …… 191
泻肺丸 …… 192
消化丸 …… 192
太平丸 …… 193
二陈汤 …… 193
紫菀散 …… 194
礞石滚痰丸 …… 194
旋覆代赭石汤 …… 194
温胆汤 …… 195
真武汤 …… 195
苓桂术甘汤 …… 195
二加龙骨汤 …… 196
团鱼丸 …… 197
月华丸 …… 197
生化汤 …… 197
止衄散 …… 197
生地黄散 …… 198
地骨皮散 …… 198
归脾汤 …… 199
回龙汤 …… 199

血证论八卷(方解下) …… 201
玉女煎 …… 203

圣愈汤 …… 203
参苏饮 …… 203
参附汤 …… 203
通脾泄胃汤 …… 204
通窍活血汤 …… 204
防风通圣散 …… 204
千金苇茎汤 …… 205
瓜蒂散 …… 205
白散方 …… 205
人参清肺汤 …… 205
宁肺桔梗汤 …… 206
丹皮汤 …… 206
赤豆薏苡汤 …… 206
人参固本汤 …… 206
当归六黄汤 …… 207
凉血地黄汤 …… 207
田螺捻子 …… 207
仙方活命饮 …… 207
托里消毒散 …… 208
麦冬养荣汤 …… 208
大枫丹 …… 209
黎洞丸 …… 209
当归地黄汤 …… 209
防风芎归汤 …… 209
化腐生肌散 …… 209
乌梅丸 …… 210

橘核丸 …… 210
当归导滞汤 …… 210
十味参苏饮 …… 210
玉烛散 …… 211
竹叶石膏汤 …… 211
黄土汤 …… 211
赤豆当归散 …… 212
解毒汤 …… 212
清胃散 …… 212
槐角丸 …… 213
葛根黄连黄芩汤 …… 213
龙胆泻肝汤 …… 213
泻青丸 …… 213
济生乌梅丸 …… 214
脏连丸 …… 214
断红丸 …… 214
地榆散 …… 214
四逆散 …… 214
五苓散 …… 215
平胃散 …… 215
石莲汤 …… 215
大清凉散 …… 215
左归饮 …… 215
血府逐瘀汤 …… 216
膈下逐瘀汤 …… 216
土瓜根汤 …… 216

大黄甘遂汤 …… 216
代抵当汤 …… 217
化滞丸 …… 217
大黄䗪虫丸 …… 217
金蟾丸 …… 217
白头翁汤 …… 218
移尸灭怪汤 …… 218
紫参汤 …… 218
当归四逆汤 …… 218
抵当汤 …… 218
琥珀散 …… 219
叶氏养胃汤 …… 219
脾约丸 …… 219
三物汤 …… 219
附子汤 …… 219
栀子豆豉汤 …… 220
甘麦大枣汤 …… 220
桃奴散 …… 220
三一承气汤 …… 220
都气丸 …… 220
补中益气汤 …… 221
清燥养荣汤 …… 221
大魂汤 …… 221
豁痰丸 …… 221
烧裆散 …… 222
三才汤 …… 222

清化汤　升降散 …… 222
玉泉散 …… 222
清心饮 …… 222
地黄饮 …… 223
黄连阿胶汤 …… 223
仁熟散 …… 223
清瘟败毒散 …… 223
酸枣仁汤 …… 223
甘草泻心汤 …… 224
生姜泻心汤 …… 224
桂苓甘草五味汤 …… 224
小结胸汤 …… 224
大陷胸汤 …… 224
左金丸 …… 224
萆薢分清饮 …… 224
地魄汤 …… 224
葛根汤 …… 225
大秦艽汤 …… 225
越鞠丸 …… 225
十枣汤 …… 225
四神丸 …… 225
金箔镇心丹 …… 225
黄芪五物汤 …… 225
五蒸汤 …… 226
益气安神汤 …… 226
醋黄散 …… 226

小青龙汤 …… 226
九气丸 …… 226
香苏饮 …… 226
指迷茯苓丸 …… 227
肾着汤 …… 227
天灵盖散 …… 227
黄连解毒汤 …… 227
五皮饮 …… 227
泻白散 …… 227
五淋散 …… 227
四逆汤 …… 227
小温经汤 …… 228
理中汤 …… 228
人参败毒散 …… 228

方剂索引 …… 229

血证论

一卷

四川彭县容川唐宗海　著
夔门邓其章云航　参校

阴阳水火气血论

人之一身，不外阴阳，而阴阳二字即是水火，水火二字即是气血。水即化气，火即化血。何以言水即化气哉？气著于物，复还为水，是明验也。盖人身之气，生于脐下丹田气海之中，脐下者肾与膀胱，水所归宿之地也。此水不自化为气，又赖鼻间吸入天阳，从肺管引心火下入于脐之下，蒸其水，使化为气。如《易》之坎卦，一阳生于水中，而为生气之根。气既生，则随太阳经脉布护于外，是为卫气，上交于肺，是为呼吸，五脏六腑，息以相吹，只此一气而已。然气生于水，即能化水，水化于气，亦能病气。气之所至，水亦无不至焉。故太阳之气，达于皮毛则为汗，气挟水阴而行于外者也。太阳之气上输于肺，膀胱、肾中之水阴，即随气升腾而为津液，是气载水阴而行于上者也。气化于下，则水道通而为溺，是气行水亦行也。设水停不化，外则太阳之气不达，而汗不得出，内则津液不生，痰饮交动，此病水而即病气矣。又有肺之制节不行，气不得降，因而癃闭滑数，以及肾中阳气不能镇水，为饮为泻，不一而足，此病气即病水矣。总之，气与水本属一家，治气即是治水，治水即是治气。是以人参补气，以其生于北方，水中之阳，甘寒滋润，大生水津，津液充足，而肺金腴润。肺主气，其叶下垂以纳气，得人参甘寒之阴，内具阳性，为生气化水之良品，故气得所补益焉。即如小柴胡，仲景自注云：上焦得通，津液得下，胃气因和。是通津液，即是和胃气。盖津液足，则胃上输肺，肺得润养，其叶下垂，津液又随之而下，如雨露之降，五脏戴泽，莫不顺利，而浊阴全消，亢阳不作，肺之所以制节五脏者如此。设水阴不足，津液枯竭，上则痿咳，无水以济之也；下则闭结，制节不达于下也；外则蒸热，水阴不能濡于肌肤也。凡此之证，皆以生水为治法，故清燥救肺汤生津以补肺气，猪苓汤润利以除痰气，都气丸补水以益肾气。即如发汗，所以调卫气也，而亦戒火攻以伤水阴，故用白芍之滋阴，以启汗原；用花粉之生津，以救汗液。即此观之，可知滋水即是补气。然补中益气汤、六君子、肾气丸是皆补气之方也，何以绝不滋水哉？盖无形之水阴，生于下而济于上，所以奉养是气者也，此水则宜滋；有形之水质，入于口而化于下，所以传道是气者也，此水则宜泻。若水质一停，则气便阻滞，故补中汤用陈、术以制水，六君子用苓、半以利水。肾气丸亦用利水之药以佐桂、附，桂、附以气药化水，苓、泽即以利水之药以化气。真武汤尤以术、苓利水为主。此治水之邪即以治气，与滋水之阴即以补气者，固并行而不悖也。且水邪不去，则水阴亦不能生，故五苓散去水邪，而即能散津止渴，并能发汗退热，以水邪去则水阴布故也。然水阴不滋，则水邪亦不能去，故小柴胡通达津液，而即能下调水道。总见水行则气行，水止则气止。能知此者，乃可与言调气矣。何以言火即化血哉？血色，火赤之色也。火者，心之所主，化生血液以濡周身。火为阳而生血之阴，即赖阴血以养火，故火不上炎，而血液下注，内藏于肝，寄居血海，由冲、任、带三脉行达周身，以温养肢体。男子则血之转输无从觇验，女子则血之转输月事时下。血下注于血海之中，心火随之下济，故血盛而火不亢烈，是以男子无病而女子受胎也。如或血虚，则肝失所藏，木旺而愈动火，心失所养，火旺而益伤血，是血病即火病矣。治法宜大补其血，归、地是也。然血由火生，补血而不清火，则火终亢而不能生血，故滋血必用清火诸药。四物汤所以用白芍，天王补心汤所以用二冬，归脾汤所以用枣仁，仲景炙甘草汤所以用寸冬、阿胶，皆是清火之法。至于六黄汤、四生丸则又以大泻火热为主，是火化太过，反失其化，抑之即以培之，清火即是补血。又有火化不及而血不能生者，仲景炙甘草汤所以有桂枝以宣心火，人参养荣汤所以用远志、肉桂以补心火，皆是补火生血之法。其有血寒血痹者，则用桂枝、细辛、艾叶、干姜等禀受火气之药以温达之，则知治火即是治血。血与火原一家，知此乃可与言调血矣。夫水、火、气、血固是对子，然亦互相维系，故水病则累血，血病则累气。气分之水阴不足，则阳气乘阴而干血；阴分之血液不足，则津液不下而病气。故汗出过多则伤血，下后亡津液则伤血，热结膀胱则下血，是水病而累血也。吐血咳血必兼痰饮，血虚则精竭水结，痰凝不散。失血家往往水肿，瘀血化水亦发水肿，是血病而兼水也。盖在下焦，则血海膀胱同居一地；在上焦，则肺主水道，心主血脉，又并域而居；在躯壳外，则汗出皮毛，血循经脉，亦相倚而行，一阴一阳互相维系。而况运血者即是气，守气者即是血。气为阳，气盛即为火盛；血为阴，血虚即是水虚。一而二，二而一者也。人必深明此理，而后治血理气，调阴和阳，可以左右逢源。又曰：血生于心火而下藏于肝，气生于肾水而上主于肺，其间运上下者，脾也。水火二脏，皆系先天，人之初胎，以先天生后天，人之既育，以后天生先天，故水火两脏，全赖于脾。食气入胃，脾经化汁，上奉心火，心火得之，变化而赤，是之谓血。故治血者，必治脾为主，仲景炙甘草汤皆是此义。以及大黄下血，亦因大黄秉土之色，而大泄地道故也；地黄生血，亦因地黄秉土之润，而大滋脾燥故也。其余参、芪运血统血，皆是补脾。可知治血者必以脾为主，乃为有要。至于治气，亦宜以脾为主。气虽生于肾中，然食气入胃，脾经化水，下输于肾，肾之阳气，乃从水中蒸腾而上。清气升而津液四布，浊气降而水道下行。水道下行者，犹地有江河，以流其恶也。津液上升者，犹土膏脉动，而雨露升也。故治气者必治脾为主。六君子汤和脾利水以调气，真武汤扶脾镇水以生气，十枣、陷胸等汤攻脾夺水以通气，此去水邪以补气之法也。又有水津不灌，壮火食气，则用人参滋脾以益气，花粉清脾以和气。凡治气者，亦必知以脾为主，而后有得也。李东垣治病以气为主，故专主脾胃，然用药偏于刚燥。不知脾不制水固宜燥，脾不升津则宜滋，气分不可留水邪，气分亦不可无水津也。朱丹溪治病以血为主，故用药偏于寒凉。不知病在火脏宜寒凉，病在土脏宜甘缓也。此论不专为失血立说，然治血者必先知之，而后于调气和血，无差爽云。

男女异同论

参看经血胎产门

世谓男子主气，女子主血，因谓男子血贵，女子血贱。并谓男子之血与女子不同，而不知皆同也。其不同者，女子有月信，男子无月信，只此不同而已矣。夫同是血也，何以女子有月信，而男子无月信哉？盖女子主血，血属阴而下行，其行也，气运之而行也。女子以血为主，未常不赖气以运血。气即水化，前论已详。气血交会之所，在脐下胞室之中，男子谓之丹田，女子谓之血室，则肝肾所司，气与血之总会。气生于水而化水，男子以气为主，故血入丹田，亦从水化，而变为水。以其内为血所化，故非清水，而极浓极稠，是之谓肾精。女子之气，亦仍能复化为水，然女子以血为主，故其气在血室之内，皆从血化，而变为血，是之谓月信。但其血中仍有气化之水液，故月信亦名信水。且行经前后，均有淡色之水，是女子之血分，未尝不借气分之水，以引动而运行之也。知此，则知男子之精属气属水，而其中未尝无血无火；且知女子之经属血属火，而其中未尝无气无水。是以男子精薄，则为血虚；女子经病，则为气滞也。问曰：男子主气，女子主血，其中变化，诚如兹之所云矣。而女子何以必行经，男子何以不行经？答曰：经血者，血之余也。夫新故乘除，天地自然之理，故月有盈亏，海有潮汐。女子之血，除旧生新，是满则溢，盈必亏之道。女子每月则行经一度，盖所以泄血之余也。血主阴而下行，所以从下泄而为经血也。至于男子，虽无经可验，然亦必泄其余。男子以气为主，气主阳而上行，故血余不从下泄而随气上行，循冲、任脉上绕唇颐，生为髭须，是髭须者，即所以泄血之余也。所以女子有月信，上遂无髭须，男子有髭须，下遂无月信。所主不同，升降各异，只此分别而已矣。义出《内经》，非创论也。世谓男女血迥不同，岂知变化之道哉？夫必明气血水火变化运行之道，始可治气血水火所生之病。女子要血循其常，男子亦要血循其常。若血失常道，即为血不循经。在女子虽无崩带，亦不受胎；男子虽无吐衄，亦不荣体。至失常之至，则女子未有不崩带，男子未有不吐衄者也。故女子血贵调经，男子亦贵调经。但男子吐衄，乃上行之血，女子崩带，乃下行之血，不可例论耳。然使女子吐衄，则亦与男子无殊；男子下血，则亦与崩带无异。故是书原非妇科，而于月经胎产尤为详悉，诚欲人触类引伸，于治血庶尽神欤。

又曰：女子胞中之血，每月一换，除旧生新，旧血即是瘀血，此血不去，便阻化机。凡为医者，皆知破血通经矣，独于男女吐衄之证，便不知去瘀生新之法。抑思瘀血不行，则新血断无生理，观月信之去旧生新可以知之。即疮科治溃，亦必先化腐而后生肌，腐肉不化，则新血亦断无生理。且如有脓管者，必烂开腐肉，取去脓管而后止。治失血者，不去瘀而求补血，何异治疮者不化腐而求生肌哉。然又非去瘀是一事，生新另是一事也。盖瘀血去则新血已生，新血生而瘀血自去，其间初无间隔。即如月信下行，是瘀去也，此时新血已萌动于血海之中，故受孕焉，非月信已下多时然后另生新血也。知此，则知以去瘀为生新之法，并知以生新为祛瘀之法。生血之机有如此者，而生血之源，则又在于脾胃。经云：中焦受气取汁，变化而赤是为血。今且举一可见者言之，妇人乳汁，即脾胃饮食所化，乃中焦受气所取之汁也；妇人乳子，则月水不行，以此汁既从乳出，便不下行变血矣。至于断乳之后，则此汁变化而赤，仍下行而为经血。人皆知催乳须补脾胃，而不知滋血尤须补脾胃。盖血即乳也，知催乳法便可知补血法。但调治脾胃，须分阴阳。李东垣后，重脾胃者但知宜补脾阳，而不知滋养脾阴。脾阳不足，水谷固不化；脾阴不足，水谷仍不化也。譬如釜中煮饭，釜底无火固不熟，釜中无水亦不熟也。予亲见脾不思食者，用温药而反减，用凉药而反快。予亲见催乳者，用芪、术、鹿茸而乳多。又亲见催乳者，用芪、术、鹿茸而乳转少，则以有宜不宜耳。是故宜补脾阳者，虽干姜、附子转能生津；宜补脾阴者，虽知母、石膏反能开胃。补脾阳法，前人已备言之，独于补脾阴古少发明者。予特标出，俾知一阴一阳，未可偏废。

补脾阴以开胃进食，乃吾临证悟出，而借《伤寒论》存津液三字为据，此外固无证据也。书既成，后得泰西洋人医法五种，内言胃之化谷乃胃汁化之，并有甜肉汁、苦胆汁皆入肠胃化谷。所谓汁者，即予所谓津液也。西医论脏腑，多言物而遗理，如此条者实指其物，而尚不与理相背，适足以证予所论，故并志之。

脏腑病机论

脏腑各有主气，各有经脉，各有部分，故其主病，亦各有见证之不同。有一脏为病，而不兼别脏之病者，单治一脏而愈；有一脏为病，而兼别脏之病者，兼治别脏而愈。业医不知脏腑，则病原莫辨，用药无方，乌睹其能治病哉。吾故将脏腑大旨，论列于后，庶几于病证药方，得其门径云。

心者，君主之官，神明出焉。盖心为火脏，烛照事物，故司神明，神有明而无物，即心中之火气也。然此气非虚悬无着，切而指之，乃心中一点血液，湛然朗润，以含此气，故其气时有精光发见，即为神明。心之能事，又主生血，而心窍中数点血液，则又血中之最精微者，乃生血之源泉，亦出神之渊海。血虚则神不安而怔忡，有瘀血亦怔忡。火扰其血则懊侬。神不清明，则虚烦不眠，动悸惊惕。水饮克火，心亦动悸。血攻心则昏迷、痛欲死，痰入心则癫，火乱心则狂。与小肠相为表里，遗热于小肠，则小便赤涩。火不下交于肾，则神浮梦遗。心之脉上挟咽喉，络于舌本，实火上壅为喉痹，虚火上升则舌强不能言。分部于胸前，火结则为结胸，为痞，为火痛；火不宣发则为胸痹。心之积曰伏梁，在心下，大如臂，病则脐上有动气。此心经主病之大旨也。

包络者，心之外卫。心为君主之官，包络即为臣，故心称君火，包络称相火，相心经宣布火化，凡心之能事皆包络为之。见证治法，亦如心脏。

肝为风木之脏，胆寄其间，胆为相火，木生火也。肝主藏血，血生于心，下行胞中，是为血海。凡周身之血，总视血海为治乱。血海不扰，则周身之血无不随之而安。肝经主其部分，故肝主藏血焉。至其所以能藏之故，则以肝属木，木气冲和条达，不致遏郁，则血脉得畅。设木郁为火，则血不和。火发为怒，则血横决，吐血、错经、血痛诸证作焉。怒太甚则狂，火太甚则颊肿面青，目赤头痛。木火克土，则口燥泄痢，饥不能食，回食逆满，皆系木郁为火之见证也。若木挟水邪上攻，又为子借母势，肆虐脾经，痰饮、泄泻、呕吐、头痛之病又作矣。木之性主于疏泄，食气入胃，全赖肝木之气以疏泄之，而水谷乃化。设肝之清阳不升，则不能疏泄水谷，渗泻中满之证在所不免。肝之清阳，即魂气也，故又主藏魂。血不养肝，火扰其魂，则梦遗不寐。肝又主筋，瘈疭囊缩，皆属肝病。分部于季胁少腹之间，凡季胁少腹疝痛，皆责于肝。其经名为厥阴，谓阴之尽也。阴极则变阳，故病至此，厥深热亦深，厥微热亦微。血分不和，尤多寒热并见。与少阳相表里，故肝病及胆，亦能吐酸呕苦，耳聋目眩。于位居左，多病左胁痛，又左胁有动气。肝之主病，大略如此。

胆与肝连，司相火，胆汁味苦，即火味也。相火之宣布在三焦，而寄居则在胆腑。胆火不旺，则虚怯惊悸。胆火太亢，则口苦呕逆，目眩耳聋，其经绕耳故也。界居身侧，风火交煽，则身不可转侧，手足抽掣。以表里言，则少阳之气，内行三焦，外行腠理，为荣卫之枢机。逆其枢机，则呕吐胸满。邪客腠理，入与阴争则热，出与阳争则寒。故疟疾，少阳主之。虚劳骨蒸亦属少阳，以荣卫腠理之间不和，而相火炽甚故也。相火挟痰，则为癫痫。相火不戢，则肝魂亦不宁，故烦梦遗精。且胆中相火如不亢烈，则为清阳之木气，上升于胃，胃土得其疏达，故水谷化；亢烈则清阳遏郁，脾胃不和。胸胁之间骨尽处，乃少阳之分，病则其分多痛，经行身之侧，痛则不利屈伸。此胆经主病之大略也。

胃者，仓廪之官，主纳水谷。胃火不足则不思食，食入不化，良久仍然吐出。水停胸膈，寒客胃中，皆能呕吐不止。胃火炎上，则饥不能食，拒隔不纳，食入即吐。津液枯竭，则成隔食，粪如羊屎。火甚则结硬，胃家实则谵语。手足出汗，肌肉潮热，以四肢肌肉皆中宫所主故也。其经行身之前，至面上，表证目痛鼻干，发痉不能仰。开窍于口，口干咽痛，气逆则哕。又与脾相表里，遗热于脾，则从湿化，发为黄疸。胃实脾虚，则能食而不消化。主燥气，故病阳明，总系燥热。独水泛水结，有心下如盘等证，乃为寒病。胃之大略，其病如此。

脾称湿土，土湿则滋生万物，脾运则长养脏腑。胃土以燥纳物，脾土以湿化气。脾气不布，则胃燥而不能食，食少而不能化。譬如釜中无水，不能熟物也。故病隔食，大便难，口燥唇焦，不能生血，血虚火旺，发热盗汗。若湿气太甚，则谷亦不化，痰饮、泄泻、肿胀、腹痛之证作焉。湿气挟热，则发黄发痢，腹痛壮热，手足不仁，小水赤涩。脾积名曰痞气，在心下如盘。脾病则当脐有动气。居于中州，主灌四旁，外合肌肉。邪在肌肉则手足蒸热汗出，或肌肉不仁。其体阴而其用阳，不得命门之火以生土，则土寒而不化，食少虚羸。土虚而不运，不能升达津液，以奉心化血，渗灌诸经。经云：脾统血，血之运行上下，全赖乎脾。脾阳虚则不能统血，脾阴虚又不能滋生血脉。血虚津少，则肺不得润养，是为土不生金。盖土之生金，全在津液以滋之。脾土之义有如是者。

肺为乾金，象天之体，又名华盖，五脏六腑受其覆冒。凡五脏六腑之气，皆能上熏于肺以为病。故于寸口肺脉，可以诊知五脏。肺之令主行制节，以其居高，清肃下行，天道下际而光明，故五脏六腑皆润利而气不亢，莫不受其制节也。肺中常有津液润养其金，故金清火伏。若津液伤，则口渴气喘，痈痿咳嗽，水源不清而小便涩，遗热大肠而大便难。金不制木则肝火旺，火盛刑金则蒸热、喘咳、吐血，痨瘵并作。皮毛者，肺之合也。故凡肤表受邪，皆属于肺。风寒袭之，则皮毛洒淅；客于肺中，则为肺胀，为水饮冲肺。以其为娇脏，故畏火，亦畏寒。肺开窍于鼻，主呼吸，为气之总司。盖气根于肾，乃先天水中之阳，上出鼻，肺司其出纳。肾为水，肺为天，金水相生，天水循环。肾为生水之源，肺即为制气之主也。凡气喘咳息，故皆主于肺。位在胸中，胸中痛属于肺。主右胁，积曰息贲，病则右胁有动气。肺为之义，大率如是。

肾者水脏，水中含阳，化生元气，根结丹田，内主呼吸，达于膀胱，运行于外则为卫气。此气乃水中之阳，别名之曰命火。肾水充足，则火之藏于水中者，韬光匿彩，龙雷不升，是以气足而鼻息细微。若水虚则火不归元，喘促虚劳，诸证并作，咽痛声哑，心肾不交，遗精失血，肿满咳逆，痰喘盗汗。如阳气不足者，则水泛为痰，凌心冲肺，发为水肿，腹痛奔豚，下利厥冷，亡阳大汗，元气暴脱。肾又为先天，主藏精气，女子主天癸，男子主精。水足则精血多，水虚则精血竭。于体主骨，骨痿故属于肾。肾病者，脐下有动气。肾上交于心，则水火既济，不交则火愈亢。位在腰，主腰痛。开窍于耳，故虚则耳鸣耳聋。瞳人属肾，虚则神水散缩，或发内障。虚阳上泛，为咽痛颊赤。阴虚不能化水，则小便不利。阳虚不能化水，小便亦不利也。肾之病机，有如此者。

膀胱者，贮小便之器。经谓：州都之官，津液藏焉，气化则能出矣。此指汗出，非指小便。小便虽出于膀胱，而实则肺为水之上源，上源清，则下源自清。脾为水之堤防，堤防利，则水道利。肾又为水之主，肾气行，则水行也。经所谓气化则能出者，谓膀胱之气载津液上行外达，出而为汗，则有云行雨施之象。故膀胱称为太阳经，谓水中之阳，达于外以为卫气，乃阳之最大者也。外感则伤其卫阳，发热恶寒。其经行身之背，上头项，故头项痛，背痛，角弓反张，皆是太阳经病。皮毛与肺合，肺又为水源，故发汗须治肺，利水亦须治肺，水天一气之义也。位居下部，与胞相连，故血结亦病水，水结亦病血。膀胱之为病，其略有如此。

三焦，古作膲，即人身上下内外相联之油膜也。唐、宋人不知膲形，以为有名而无象。不知《内经》明言，焦理纵者，焦理横者。焦有文理，岂得谓其无象。西洋医书斥中国不知人有连网，言人饮水入胃，即渗出走连网而下，以渗至膀胱，膀胱上口，即在连网中也。中国《医林改错》一书，亦言水走网油而入膀胱。观剖牲畜，其网油中有水铃铛，正是水过其处，而未入膀胱者也。此说近出，力斥旧说之谬，而不知唐、宋后，古膲作焦，不知膜油即是三焦，是以致谬。然《内经》明言：三焦者，决渎之官，水道出焉。与西洋医法、《医林改错》正合。古之圣人何尝不知连网膜膈也哉。按两肾中一条油膜，为命门，即是三焦之源。上连肝气、胆气及胸膈，而上入心为包络。下连小肠、大肠。前连膀胱，下焦夹室，即血室、气海也。循腔子为肉皮，透肉出外，为包裹周身之白膜，皆是三焦所司。白膜为腠理，三焦气行腠理，故有寒热之证。命门相火布于三焦，火化而上行为气，火衰则元气虚，火逆则元气损；水化而下行为溺，水溢则肿，结则淋。连肝胆之气，故多挟木火。与肾、心包相通，故原委多在两处，与膀胱一阴一阳，皆属肾之府也，其主病可知矣。

小肠，受盛之官，变化出焉。上接胃府，下接大肠。与心为表里，遗热则小水不清。与脾相连属，土虚则水谷不化。其部分，上与胃接，故小肠燥屎多借胃药治之。下与肝相近，故小肠气痛多借肝药治之。

大肠司燥金，喜润而恶燥。寒则滑脱，热则秘结，泄痢后重，痔漏下血。与肺相表里，故病多治肺以治之。与胃同是阳明之经，故又多借治胃之法以治之。

以上条例，皆脏腑之性情部位，各有不同，而主病亦异。治杂病者宜知之，治血证者亦宜知之。临证处方，分经用药，斯不致南辕北辙耳。

脉证死生论

医者，所以治人之生者也，未知死，焉知生，知死之无可救药，则凡稍有一毫之生机，自宜多方调治，以挽回之。欲辨死生，惟明脉证。高士宗以吐血多者为络血，吐血少者为经血。谓吐多者病轻，吐少者病重。而其实经散为络，络散为孙络，如干发为枝，枝又有枝，要皆统于一本也。以经络之血分轻重，实则分无可分。《医旨》又谓：外感吐血易治，内伤吐血难疗。《三指禅》谓：齿衄最轻，鼻衄次之，呕吐稍重，咳、咯、唾血为最重。谓其病皆发于五脏，而其血之来最深，不似呕吐之血，其来出于胃间，犹浅近也。此如仲景近血、远血之义，以此分轻重，于理尚不差谬。第鼻衄、呕吐血，虽近而轻，而吐衄不止，亦有气随血脱，登时即死者。咳、咯、唾血虽远而重，亦有一哈便出，微带数口，不药可愈者，仍不可执以定死生矣。夫载气者，血也，而运血者，气也，人之生也，全赖乎气，血脱而气不脱，虽危犹生。一线之气不绝，则血可徐生，复还其故，血未伤而气先脱，虽安必死。以血为魄，而气为魂，魄未绝而魂先绝，未有不死者也。故吾谓定血证之死生者，全在观气之平否。吐血而不发热者易愈，以荣虽病而卫不病，阳和则阴易守也。发热者难治，以血病气亦蒸，则交相为虐矣。吐血而不咳逆者易愈，咳为气呛，血伤而气不呛，是肾中之水，能纳其气以归根，故易愈。若咳不止，是血伤火灼，肾水枯竭，无以含此真气，故上气咳逆为难治，再加喘促，则阳无所附矣。大便不溏者，犹有转机，可用滋阴之药，以养其阳。若大便溏，则上越下脱，有死无生。再验其脉，脉不数者易治，以其气尚平；脉数者难治，以其气太疾。浮大革数而无根者，虚阳无依；沉细涩数而不缓者，真阳损失，皆为难治。若有一丝缓象，尚可挽回，若无缓象，或兼代散，死不治矣。凡此之类，皆是阴血受伤而阳气无归，故主不治。若阴血伤而阳气不浮越者，脉虽虚微迟弱，亦不难治。但用温补，无不回生。盖阳虚气弱者易治，惟阴虚气不附者为难治。所谓血伤而气不伤者，即以气之不伤，而知其血尚未尽损，故气犹有所归附，而易愈也。气之原委，吾于水火血气论已详言之，参看自见。

用药宜忌论

汗、吐、攻、和，为治杂病四大法，而失血之证，则有宜不宜。伤寒过汗伤津液，吐血既伤阴血，又伤水津，则水血两伤，恭然枯骨矣。故仲景于衄家严戒发汗，衄忌发汗，吐、咯可知矣。夫脉潜气伏，斯血不升，发汗则气发泄。吐血之人，气最难敛，发泄不已，血随气溢，而不可遏抑，故虽有表证，只宜和散，不得径用麻、桂、羌、独。果系因外感失血者，乃可从外表散。然亦须敛散两施，毋令过汗亡阴。盖必知血家忌汗，然后可商取汗之法。至于吐法，尤为严禁。失血之人，气既上逆，若见有痰涎，而复吐之，是助其逆势，必气上不止矣。治病之法，上者抑之，必使气不上奔，斯血不上溢。降其肺气，顺其胃气，纳其肾气，气下则血下，血止而气亦平复。血家最忌是动气，不但病时忌吐，即已愈后，另有杂证，亦不得轻用吐药，往往因吐便发血证。知血证忌吐，则知降气止吐，便是治血之法。或问，血证多虚，汗吐且有不可，则攻下更当忌矣。予曰：不然。血之所以上者，以其气腾溢也，故忌吐、汗再动其气。至于下法，乃所以折其气者。血证气盛火旺者十居八九，当其腾溢而不可遏，正宜下之以折其势。仲景阳明证有急下以存阴法，少阴证有急下以存阴法。血证火气太盛者最恐亡阴，下之正是救阴，攻之不啻补之矣。特下之须乘其时，如实邪久留，正气已不复支，或大便溏泻，则英雄无用武之地，只可缓缓调停，纯用清润降利，以不违下之之意，斯得法矣。至于和法，则为血证之第一良法。表则和其肺气，里者和其肝气，而尤照顾脾肾之气。或补阴以和阳，或损阳以和阴，或逐瘀以和血，或泻水以和气，或补泻兼施，或寒热互用，许多妙义，未能尽举。四法之外，又有补法，血家属虚劳门，未有不议补者也，即病家亦喜言补。诸书重补者，尤十之八九，而不知血证之补法亦有宜有忌。如邪气不去而补之，是关门逐贼；瘀血未除而补之，是助贼为殃。当补脾者十之三四，当补肾者十之五六。补阳者十之二三，补阴者十之八九。古有补气以摄血法，此为气脱者说，非为气逆者说。又有引火归原法，此为水冷火泛者立说，非为阴虚阳越者立说。盖失血家如火未发，补中则愈。如火已发，则寒凉适足以伐五脏之生气，温补又足以伤两肾之真阴，惟以甘寒，滋其阴而养其阳，血或归其位耳。血家用药之宜忌，大率如是。知其大要，而后细阅全书，乃有把握。

本书补救论

世之读朱丹溪书者，见其多用凉药，于是废黜热药，贻误不少，而丹溪不任咎也。盖丹溪之书，实未尝废热药。世之读陈修园书者，见其多用热药，于是废黜凉药，为害尤多，而修园不任咎也。盖修园之书，实未尝废凉药。两贤立论，不过救一时之偏，明一己之见。世之不善读者，得其所详，忽其所略，岂知两贤所略，亦曰人所已详，吾固不必详焉耳，初何尝废黜不言哉。即如予作此书，亦多用凉药，少用热药，然非弃热药而不用，特以血症宜凉者多，非谓血症全不用热药也。予于每条当用热药者，未尝不反复言之，慎毋误读是书，而有偏重凉药之弊。总在分别阴阳，审证处方，斯无差忒。又予是书为血症说法，与杂症不同，泥此书以治杂症固谬，若执杂症以攻此书，尤谬。读吾书者，未知流弊若何，吾且为此论，先下一针砭。

血证论

二卷

四川彭县容川唐宗海　著

吐　血

平人之血，畅行脉络，充达肌肤，流通无滞，是为循经，谓循其经常之道也。一旦不循其常，溢出于肠胃之间，随气上逆，于是吐出。盖人身之气游于血中，而出于血外，故上则出为呼吸，下则出为二便，外则出于皮毛而为汗。其气冲和，则气为血之帅，血随之而运行；血为气之守，气得之而静谧。气结则血凝，气虚则血脱，气迫则血走，气不止而血欲止不可得矣。方其未吐之先，血失其经常之道，或由背脊走入膈间，由膈溢入胃中。病重者其血之来，辟辟弹指，漉漉有声；病之轻者，则无声响。故凡吐血，胸背必痛，是血由背脊而来，气迫之行，不得其和，故见背痛之证也。又或由两胁肋走油膜入小肠，重则潮鸣有声，逆入于胃，以致吐出。故凡失血，复多腰胁疼痛之证。此二者，来路不同，治法亦异。由背上来者，以治肺为主；由胁下来者，以治肝为主。盖肺为华盖，位在背与胸膈，血之来路，既由其界分溢出，自当治肺为是。肝为统血之脏，位在胁下，血从其地而来，则又以治肝为是。然肝、肺虽系血之来路，而其吐出，实则胃主之也。凡人吐痰、吐食，皆胃之咎。血虽非胃所主，然同是吐证，安得不责之于胃。况血之归宿，在于血海，冲为血海，其脉丽于阳明，未有冲气不逆上，而血逆上者也。仲景治血以治冲为要，冲脉丽于阳明，治阳明即治冲也。阳明之气，下行为顺，今乃逆吐，失其下行之令，急调其胃，使气顺吐止，则血不致奔脱矣。此时血之原委，不暇究治，惟以止血为第一要法。血止之后，其离经而未吐出者，是为瘀血。既与好血不相合，反与好血不相能，或壅而成热，或变而为痨，或结瘕，或刺痛，日久变证，未可预料，必亟为消除，以免后来诸患，故以消瘀为第二法。止吐消瘀之后，又恐血再潮动，则需用药安之，故以宁血为第三法。邪之所凑，其正必虚，去血既多，阴无有不虚者矣。阴者阳之守，阴虚则阳无所附，久且阳随而亡，故又以补虚为收功之法。四者乃通治血证之大纲，而纲领之中，又有条目，今并详于下方云。

一止血　其法独取阳明。阳明之气，下行为顺，所以逆上者，以其气实故也。吐血虽属虚证，然系血虚非气虚。且初吐时，邪气最盛，正虽虚而邪则实。试思人身之血，本自潜藏，今乃大反其常，有翻天覆地之象，非实邪与之战斗，血何从而吐出哉。故不去其邪，愈伤其正，虚者益虚，实者愈实矣。况血入胃中，则胃家实，虽不似伤寒证，以胃有燥屎为胃家实，然其血积在胃，亦实象也。故必亟夺其实，釜底抽薪，然后能降气止逆，仲景泻心汤主之。血多者，加童便、茅根；喘满者，加杏仁、厚朴；血虚者，加生地、当归；气随血脱不归根者，加人参、当归、五味、附片；有寒热者，加柴胡、生姜，或加干姜、艾叶，以反佐之。随证加减，而总不失其泻心之本意，则深得圣师之旨，而功效亦大。盖气之源在肾，水虚则气热；火之源在心，血虚则火盛。火热相搏则气实，气实则逼血妄行。此时补肾水以平气，迂阔之谈也；补心血以配火，不及之治也。故惟有泻火一法，除暴安良，去其邪以存其正。方名泻心，实则泻胃，胃气下泄，则心火有所消导，而胃中之热气，亦不上壅，斯气顺而血不逆矣。且大黄一味，能推陈致新，以损阳和阴，非徒下胃中之气也。即外而经脉、肌肤、躯壳，凡属气逆于血分之中，致血有不和处，大黄之性，亦无不达。盖其药气最盛，故能克而制之，使气之逆者，不敢不顺。既速下降之势，又无遗留之邪，今人多不敢用，惜哉。然亦有病之轻者，割鸡焉用牛刀？葛可久十灰散亦可得效，义取红见黑即止之意，其妙全在大黄降气即以降血。吐血之证，属实证者十居六七，以上二方，投之立效。然亦有属虚属寒者，在吐血家十中一二，为之医者不可不知也。虚证去血太多，其证喘促昏溃，神气不续，六脉细微虚浮散数，此如刀伤出血，血尽而气亦尽，危脱之证也，独参汤救护其气，使气不脱，则血不奔矣。寒证者，阳不摄阴，阴血因而走溢，其证必见手足清冷，便溏遗溺，脉细微迟涩，面色惨白，唇口淡和。或内寒外热，必实见有虚寒假热之真情，甘草干姜汤主之，以阳和运阴血，虚热退而阴血自守矣。然血系阴汁，刚燥之剂乃其所忌。然亦有阳不摄阴者，亦当用姜、附也。上寒下热，芩、连、姜、附同用亦有焉。以上数法，用之得宜，无不立愈。其有被庸医治坏，而血不止者，延日已久，证多杂见，但用以上诸方，未能尽止血之法，审系瘀血不行，而血不止者，血府逐瘀汤主之。火重者加黄芩、黄连；痰多者加云苓、瓜霜；咳逆加杏仁、五味、寸冬；盗汗身热加青蒿、冬桑叶、黄柏、牡蛎；喘者加杏仁、苏子；身痛、胸腹满、大便闭为瘀结，加大黄。如欲求详，参看痰瘀劳热等门，乃尽其治。

又有审病之因，而分别以止其血者，治法尤不厌详。因于酒及煎炒厚味之物者，其证脉数滑，口干燥，胸中烦热，大小便不利，宜用白虎汤加茵陈、炒栀、大黄、藕节治之。因于外感者，先见头痛，恶寒发热，脉浮而紧者，为寒犯血分，外束闭而内逆壅，是以吐血，麻黄人参芍药汤治之。若脉浮而数者为伤风，风为阳邪，宜小柴胡汤加荆芥、防风、当归、白芍、丹皮、蒲黄、知母、石膏、杏仁治之。若因瘟疫，外证颇似伤寒，而内有伏热攻发，口舌苔白，恶热羞明，小便短赤，大便浊垢，心中躁烦，脉见滑数，宜升降散加桃仁、丹皮、花粉、生地、前仁、石膏、杏仁、甘草治之，犀角地黄汤亦治之。若因于暑，则发热心烦，暑者，湿热二气合化之名也，以清热利湿为主，升降清化汤加防己、木通、前仁治之，病轻者去大黄。因于怒气逆上，血沸而吐者，宜丹栀逍遥散加青皮、牡蛎、蒲黄、胆草治之。气火太甚者，则用当归芦荟丸以平其横决。因于劳倦困苦饥饱不匀，以及忧思抑郁，心神怔忡，食少气短，吐血虚烦者，宜用归脾汤主之，中土虚寒者加煨姜，虚热者加柴胡、山栀。因于跌打损伤以及用力努挣，而得失血之证者，法宜补气以续其绝，消瘀以治其伤，四物汤加黄芪、人参、续断、桃仁、红花、陈酒、童便治之。因于色欲过度，阴虚火旺，其证夜则发热，盗汗梦交，耳鸣不寐，六脉细数芤革，宜地黄汤加蒲黄、藕节、阿胶、五味治之。止血之法，此其大略，如欲变化而尽善，非参透全书，不能丝丝入彀。总而论之，血之为物，热则行，冷则凝，见黑则止，遇寒亦止。故有用热药止血者，以行血为止血，姜、艾等是也。有用凉水止血者，或用急流水，或用井华水，取冷则凝之义，芩、连诸药，亦即冷止之义。有用百草霜、京墨、十灰散等以止血者，取见黑则止之义。黑为水之色，红为火之色，水治火故止也。此第取水火之色，犹能相克而奏功，则能知水火之性，以消息用药，何血证难治之有。又有用咸以止血者，童便、马通、扬尘水之类，此《内经》咸走血之义。童便尤能自还神化，服制火邪以滋肾水，大有功用，故世医云，服童便者百无不生，不服童便者百无不死。本人小便，清晨每服一碗，名回龙汤。各种随笔，赞回龙汤之妙者，甚伙，病家皆所当服也。顾止血之法虽多，而总莫先于降气，故沉香、降香、苏子、杏仁、旋覆、枳壳、半夏、尖贝、厚朴、香附之类皆须随宜取用。而大黄一味，既是气药，即是血药，止血而不留瘀，尤为妙药。识得诸法，其于止血之用，思过半矣。夫所谓止血者，非徒止其溢入胃中之血，使不吐出而已也。盖大吐之时，经脉之血，辐辏而至，其溢入胃中者，听其吐可也，下可也，即停留胃中，亦与糟粕无异，固无大害也。独动于经脉之中而尚未溢出者，若令溢出则不可复返矣，惟急止之，使犹可复还经脉，仍循故道复返而为冲和之血。所谓止血者，即谓此未曾溢出，仍可复还之血，止之使不溢出，则存得一分血，便保得一分命，非徒止已入胃中之死血已耳。今医动言止血，先要化瘀，不知血初吐时，尚未停蓄，何处有瘀？若先逐瘀，必将经脉中已动之血尽被消逐，则血愈枯而病愈甚，安能免于虚损乎。惟第用止血，庶血复其道，不至奔脱尔，故以止血为第一法。

二消瘀　血既止后，其经脉中已动之血，有不能复还故道者，上则着于背脊胸膈之间，下则着于胁肋少腹之际，着而不和，必见疼痛之证。或流注四肢，则为肿痛。或滞于肌腠，则生寒热。凡有所瘀，莫不壅塞气道，沮滞生机，久则变为骨蒸、干血、痨瘵，不可不急去之也。且经隧之中，既有瘀血踞住，则新血不能安行无恙，终必妄走而吐溢矣，故以去瘀为治血要法。用花蕊石散，令瘀血化水而下，且不动五脏真气，为去瘀妙药。如无花蕊石，用三七、郁金、桃仁、牛膝、醋炒大黄，亦有迅扫之功。顾旧血不去，则新血断然不生，而新血不生，则旧血亦不能自去也。譬如诸君子之道不长，则小人之道亦不消。须知瘀血之去，乃新血日生，瘀血无处可留，迫之不得不去，故或化而走小便，或传而入大肠。花蕊石化血从小便去，醋黄散下血从大便去。但能去瘀血，而不能生新血，不知克敌者存乎将，祛邪者赖乎正，不补血而去瘀，瘀又安能尽去哉。治法宜用圣愈汤以补血，加桃仁、丹皮、红花、枳壳、香附、云苓、甘草补泻兼行，瘀既去而正不伤，治瘀之法大旨如是。然亦有宜用温药者，《内经》曰：血者喜阴而恶寒，寒则涩而不流，温则消而去之。且有热伏阴分，凉药不效，而宜用从治之法，以引阳出阴者，方用仲景柏叶汤，为寒凝血滞之正治，亦瘀血伏于阴分之从治法也。然三药纯温，设遇火烈之证非其所宜，或略加柔药调之，则合四物汤用，又有合泻心汤用者，则直以此反佐之也。以上通论治瘀之法，而瘀血着留在身，上下内外又各有部分不同，分别部居，直探巢穴，治法尤百不失一。审系血瘀上焦，则见胸、背、肩、膊疼痛，麻木，逆满等证，宜用血府逐瘀汤或人参泻肺汤加三七、郁金、荆芥，使上焦之瘀一并廓清。血瘀中焦，则腹中胀满，腰胁着痛。带脉绕脐一周，下连血室，女子以系胎，男子以束体，乃血之管领也。凡血证，未有带脉不病者，今瘀血滞于其分，则宜去之以安带脉。带脉在中焦脾之部分，即从脾治之，观仲景肾着汤，可知治脾即是治带。带有瘀血，宜用甲己化土汤加桃仁、当归、姜黄主之。腰痛甚者加鹿角尖；胁腹痛甚者加蒲黄、灵脂。血瘀下焦，腰以下痛，小腹季胁等处胀满，是血瘀肝之部分，或积胞中血海为痛，宜归芎失笑散主之。大便闭结者均加大黄。仲景逐瘀大剂，则有抵当汤、桃仁承气汤数方，皆苦寒大破下，为治瘀能事。亦有当用温药下之者，生化汤及牛膝散主之。本女科治产后恶露及胞衣不下之方，余谓男女虽异，其血则同，同是下焦瘀血，故借用其方往往有验。且下焦原系阴分，上焦之瘀多属阳热，每以温药为忌，下焦之瘀多属阴凝，故产妇喜温而忌寒，以其血在下焦也。知此，则知以温药治下焦瘀血尤为合宜，然亦须审系寒凝乃用温药，若血室热，则仍是桃仁承气之证。又有瘀血流注，四肢疼痛肿胀者，宜化去瘀血，消利肿胀，小调经汤加知母、云苓、桑皮、牛膝治之。又有瘀血客于肌腠，阻滞荣卫，发寒发热，似疟非疟，骨蒸盗汗，咳逆交作，用小柴胡汤加当归、桃仁、丹皮、白芍主之。寒甚者再加芥穗、细辛；热甚者再加花粉、粉葛、青蒿、知母；咳有痰火加瓜霜、杏仁、寸冬、五味、云苓、知母；水饮上冲加葶苈子。盖小柴胡原是从中上疏达肝气之药，使肝气不郁，则畅行肌腠，而荣卫调和，今加去瘀之品则偏于去瘀，凡瘀血阻滞荣卫者用之立验。总而论之，血瘀于脏腑之间者，久则变为干血，化为痨虫。血瘀于躯壳之间者，或病偏枯，或化痈脓。血瘀于肌腠之间者，则变骨蒸，毛发焦折，肢体瘦削。一切不治之证，总由不善去瘀之故，凡治血者，必先以去瘀为要，另详瘀血门。

三宁血 吐既止，瘀既消，或数日间，或数十日间，其血复潮动而吐者，乃血不安其经常故也。必用宁之之法，使血得安乃愈。其法于止吐消瘀中已寓厥治。然前药多猛峻以取效，乃削平寇盗之术，尚非抚绥之政，故特将宁血旨意，重加发明，以尽其用。有外感风寒以致吐血，止后，荣卫未和，必有身痛、寒热等证，香苏饮加柴胡、黄芩、当归、白芍、丹皮、阿胶治之。有胃经遗热，气燥血伤而血不得安者，其证口渴哕气，恶闻人声，多躁怒，闻木音则惊，卧寐烦而不安，犀角地黄汤主之。重则合白虎汤大清大凉以清胃热。轻则只用甘露饮以生胃津而血自愈。有因肺经燥气，气不清和，失其津润之制节，而见喘逆咳嗽等证，以致其血牵动，清燥救肺汤主之。火甚加犀角，血虚加生地，痰多加尖贝润燥宁血，为肺痿等证之良方。葛可久《十药神书》专医虚损失血，用保和汤亦佳，润肺利气，平燥解郁。前方清纯，此方活动，随宜取用，血自安静而不动矣。有因肝经风火，鼓动煽炽而血不能静者，则见口苦咽干，目眩耳鸣，胁痛逆气，躁怒决裂，骨蒸妄梦，以逍遥散平剂和之。审系肝经风气鼓动而血不宁者，再加桑寄生、僵蚕、玉竹、枣仁、牡蛎、青蒿，此从仲景白头翁汤得来。仲景治产后血痢，取白头翁平木熄风。盖肝为藏血之脏，风气散而不藏则必平之使安，而从血乃得安也。又或肝火偏胜，横决而不可遏，致令血不能藏者，则宜加阿胶、山栀、胆草、胡黄连、前仁、牛膝、青皮、牡蛎。当归芦荟丸尤破泻肝火之重剂，但不如逍遥散加减之稳。又有冲气上逆，其证颈赤头晕，火逆上气，咽喉不利，乳下动脉辟辟弹指，颈上动脉现出皮肤。冲脉原不上头项，咽干者，以冲为血海属肝，因肝脉而达于咽也。颈脉动面赤色者，以冲脉丽于阳明，冲气逆则阳明之气随逆故也。《内经》谓冲为气街，又谓冲为血海，气逆血升，此血证之一大关键也，故仲景治血以治冲为要，麦门冬汤主之。陈修园谓去粳米加白蜜尤能滋补其阴，予谓治冲脉独取阳明。仲景既引其端，后人亦即当扩而充之。审其冲阳太旺者，知母、枳壳、白芍、煅石膏均可加入，以清折之。栀子、黄芩、木通、前仁、牛膝利阳明之水者尤可加入，以分消之，此冲脉之气上合阳明之治法也。然冲为气街，气根于肾，血海即丹田，肾气之所藏也。若冲脉挟肾中虚阳上逆喘急者，宜用四磨汤调纳逆气，是仲景桂苓甘草五味汤意。但仲景用桂枝化膀胱之寒水，谓气从少腹上冲咽喉，面热如醉，或热流于两股，或小便难而昏冒，忽上忽下，如电光之闪灼无定，乃阴盛格阳而阳气飞越，故以辛温化之。今系失血，阴气既伤，再用桂枝，岂不犯阳盛则毙之戒，故用沉香代桂以纳浮阳，而即用人参以滋阴，沉香直走下焦，乌药治膀胱肾间之气。冲为血海，居膀胱肾间之地，治阳明者治其末，治膀胱肾间者是治其本也。若肾中阴气大虚，而冲阳不能安宅，则用四磨汤加熟地、枣皮、山药、五味、枸杞子滋阴配阳以安之。若其人素有水饮，格阳于上，因而动血者，仲景桂苓甘草五味汤又为对证。第其方与血证本不相关，可加当归、白芍、丹皮、阿胶，或用苏子降气汤利痰降气，以靖冲逆，或用小柴胡汤加龙骨、牡蛎以导冲逆。桂苓、苏子汤是治痰饮以治冲之法，小柴胡又是清火以治冲之法。本方治热入血室，血室者，肝之所司也，冲脉起于血室，故又属肝，治肝即是治冲。血室在男子为丹田，在女子为子宫，其根系于右肾，肾中真阳寄于胞中，为生气之根，乃阴中之阳，肝木得之，发育条达，是为相火。其火如不归根即为雷龙之火。龙骨、牡蛎乃阳物而能蛰藏，取其同气以潜伏阳气，此尤治冲脉更进一层之法，合小柴胡，大有清敛相火之功。若肾经阴虚，阳无所附，雷龙之火上腾者，用二加龙骨汤加阿胶、麦冬、五味以引归其宅亦妙。肾气丸、麦味地黄汤皆可酌用，二方一以温药化气，一以阴药滋降。肾居冲脉之下，又为冲脉之根，安肾气即是安冲气，冲气安而血海宁，自不至于潮上矣。总而论之，血之所以不安者，皆由气之不安故也，宁气即是宁血。以上所论各气治法，亦云详备，在临证者细审处之。

四补血 邪之所凑，其正必虚。不独补法是顾虚，即止血消瘀，用攻治法，亦恐其久而致虚，故亟攻之，使邪速去，以免其致虚耳。但彼时虽恐其虚，而犹未大虚，故以去邪为急。若延日已久，未有不虚怯者。即血既循经，一如平人，而前次所吐之血，已属有去无回，其经脉脏腑，又系血所走泄之路，非用封补滋养之法乌能完全。补法不一，先以补肺胃为要。肺为华盖，外主皮毛，内主制节，肺虚则津液枯竭，喘嗽、痿燥诸证作焉。因其制节不得下行，故气上而血亦上，未有吐血而不伤肺气者也。故初吐必治肺，已止尤先要补肺，用辛字润肺膏，滋补肺中阴液。肺既津润，则其叶下垂，气泽因之得以下降，利膀胱，传大肠，诸窍通调，五脏受益。如肺叶枯焦，不能覆下，则翘举而气亦上逆，不得卧息，外应皮毛不荣，下则二便不调，足痿肠燥，百病俱生，惟此膏润津，为痿燥良剂。近人黄坤载所立地魄汤，补土生金，补金生水，于补肺之法颇得。平时代茶，可用生脉散，黄芪糯米汤加阿胶、麦冬，尤能充补肺脏，凡此皆滋补肺阴，为失血必有之证治也。而陈修园谓血虽阴类，运以阳和，心肺之阳一宣，如日月一出，爝火无光，诸般邪热俱除，血自不扰，而循经矣。故又有温补肺阳之法，用保元汤甘温除大热，使肺阳布護，阴翳自消；设有痰饮咳嗽者，加五味、杏仁，或用六君汤加炮姜、五味。《内经》云：形寒饮冷则伤肺。上二方为形寒者立补肺之法。凡阳虚生外寒及浊阴干上焦者，用以扶肺之阳，洵属良剂。然失血之人多是阴虚，若执甘温除大热之说，妄投此等药料，鲜不致误。故年来从修园法者，能医杂证，而不能医虚劳，以其偏于补阳故也。第以理论之，原有气不摄血之义，故什百之中，亦有一二宜补阳者，因并列其方，使人参观，以尽其变。心为君火，主生血，血虚火旺，虚烦不眠，怔忡健忘，淋遗秘结，神气不安，用天王补心丹启肾之水，上交心火，火不上炎，则心得所养。心经水火不相济者，以此补水宁心。若不关水虚，但由本脏之血虚火旺者，则但用养血清心之药而已。朱砂安神丸泻心火，补心血，并安心神，凡怔忡、昏烦、不寐之证，皆可治之。若心阳不收，汗出惊悸，以及心火不下交于肾，而为梦遗、溺赤等证者，随用上二方，再加龙骨、牡蛎、枣仁、莲心、浮麦等以敛戢之，此为心经血虚火旺之大法。其有心经火虚，不能生血，瘦削悸怯，六脉细弱，宜用人参养荣汤，补脾胃以补心。《内经》云：中焦受气取汁，变化而赤是为血。是汤补心化血以奉周身，名养荣者，专主以阳生阴，和畅荣血。凡气血两虚，变见诸证，皆可服也。然女人血崩及产后亡血过多，均以温补为主，因其血下泻，属于脱证故也。至于吐血，乃血脉奋兴，上干阳分，是为逆证，宜温补者最少。然亦有阳不统阴，暴脱大吐，阴亡而阳亦随亡者，温补又为要法。甚矣，医者辨证不可不详，而用药不可执一也。故近日从丹溪者专用苦寒，从修园者专用温药，皆是一弊。脾主统血，运行上下，充周四体，且是后天，五脏皆受气于脾，故凡补剂，无不以脾为主。思虑伤脾，不能摄血，健忘怔忡，惊悸盗汗，嗜卧少食，大便不调等证，归脾汤统治之。脾虚发热，加丹皮、炒栀，兼肺气燥者，加麦冬、五味，胀满而水谷不健运者，加陈皮、煨姜，或加阿胶以滋血，或加柴胡、贝母以解郁，或加鱼胶以固血，独于熟地不可加入，以碍其统摄运行之用。盖此乃以阳生阴，以气统血之总方，不似四物、六味以阴益阴也。且脾与肝肾，滋阴之法亦各不同，若脾阴虚，脉数身热，咽痛声哑，《慎柔五书》用养真汤，煎去头煎，只服二、三煎，取无味之功以补脾，为得滋养脾阴之秘法。杨西山专主甲己化土汤亦颇简当，而人参、花粉尤滋生津液之要药。世但知砂、半、姜、蔻为扶脾进食之要药，不知脾阳不足不能熏化水谷者，砂、半、姜、蔻自系要药，若脾阴不足，津液不能融化水谷者，则人参、花粉又为要药。试观回食病，水谷不下，由于胃津干枯，则知津液尤是融化水谷之本。近日西洋医法书传中国，与《内经》之旨多有牴牾，实则《内经》多言其神化，西洋多滞于形迹。以《内经》之旨通观之，神化可以盖形迹。然西人逐迹细求，未尝无一二通于神化者也。《内经》之旨，谓脾主消磨水谷，肝胆之气寄在胃中，以疏泄水谷。西医则云，谷入于胃，有甜肉汁来注以化之，又苦胆汁注于小肠以化之，与胃津合并化其谷食。《内经》所言化谷以气，西医所言化谷以汁，有此气，自有此汁。今人读《内经》，不知经文举精以盖粗，竟至得用而遗体，反不若西医逐迹以求，尚知谷食之化在于汁液也。但西医有此论而用药不经，不足为训。吾于滋胃汁每用甘露饮、清燥养荣汤、叶氏养胃汤；滋脾汁用人参固本汤、炙甘草汤去桂枝加白芍；滋胆汁用小柴胡汤去半夏加花粉，生津化谷，以折衷中西之医法，而为补养脾阴要义。知此，庶可补李东垣《脾胃论》之所不足。若果脾阳不旺，不能磨化水谷者，则用六君子加香、砂以燥之。如欲专意填补，则仲景小建中汤尤胜，补阳致阴，为虚劳圣方。今即不能恪遵，但得其意，则于归脾、六君、补中益气诸方，可以变化神奇，用收广效。归脾汤从建中汤重浊处用意，补中汤从建中汤轻清处用意。第此方，桂枝阳燥，与血证有宜不宜，用者审之。如命门真火不能生土，吐利厥冷，阴火上冲，头面赤色、恶心逆满，用正元丹温补少火，而又无壮火食气之虞，是能得小建中之遗意者也。葛可久白凤膏，化平胃散之燥变为柔和，又用酒送，取五谷之精合诸药以养脾胃，治饮食不进，发热劳倦，和血顺气，功效最大。肝为藏血之脏，血所以运行周身者，赖冲、任、带三脉以管领之，而血海胞中，又血所转输归宿之所，肝则司主血海，冲、任、带三脉又肝所属，故补血者总以补肝为要。李时珍谓肝无补法，盖恐木盛侮土，故为此论。不知木之所以克土者，肝血虚则火扰胃中，肝气虚则水泛脾经，其侮土也如是，非真肝经之气血有余也。且世上虚劳，多是肝虚，此理自东垣《脾胃论》后，少有知者。肝血虚，则虚烦不眠，骨蒸梦遗，宜四物汤加枣仁、知母、云苓、柴胡、阿胶、牡蛎、甘草敛戢肝魂，滋养肝血，清热除烦，为肝经阴虚滋补之法。又有肝经气虚，脏寒魂怯，精神耗散，桂甘龙牡汤以敛助肝阳，阳虚遗精，惊悸等证宜之，独与失血未尽合宜，以其纯用气分药故也。仁熟散用血分药较多，温润养肝血，功与炙甘草汤相近。若肝之血不畅和，亦可用滑氏补肝散，以酸味补肝体，以辛味补肝用，妙独活一味，借风药以张其气，若去独活加桑寄生则又有宁息风气之妙，方意实从逍遥散套出。但此方气味厚，俱纯于补肝，逍遥散气味较薄，故纯于和肝。凡肝有郁火，胸胁刺痛，头眩心悸，颊赤口苦，寒热盗汗，少食嗜卧，无不治之。又有肝经血脉大损，虚悸脉代者，法宜大生其血，宜仲景炙甘草汤，大补中焦，受气取汁，并借桂枝入心，化赤为血，使归于肝，以充百脉，为补血第一方。世医补血，而不得血之化源，虽用归、地千石无益。果参透此旨，则归脾汤之用远志、枣仁，是入心理血之源也，逍遥散之用丹、栀，是入心清血之源也。从此一隅三反，自有许多妙用。肾为水脏，上济君火，则水火既济，上交肺金，则水天一气，水升火降，不相射而相济，安有不戢自焚之患。设水阴之气虚而火热之气亢，喘咳蒸灼，痰血痨瘵均作矣。凡人后天之病，久则及于先天，寇深矣。若之何？凡治虚者不可以不早也，地黄汤主之，补肾之阴而兼退热利水，退热则阴益生，利水则阴益畅。盖膀胱化气，有形之水气下泄，则无形之水阴，如露上腾而四布矣。以济君火，则加枸杞、元参;以输肺金,则加生脉散;火甚者再加黄柏、知母。如小便清和,无痰气者,只须专意滋肾,左归饮多服为佳。回龙汤滋阴降火,同气相求,视无情草木尤胜。如阴虚火旺,足痿筋焦,骨蒸头晕,用丹溪大补阴丸滋阴潜阳,以苦寒培生气,较地黄汤更优。以上补肾阴法。又有宜补肾阳者,肾为水脏而内含阳气,是为命火,此火上泛则为雷龙之火,下敛则为元阳之气。引雷龙之火以归根,则无上热下寒,头晕腰痛,肿喘癃闭之证,用肾气丸从阴化阳,补火济水以治之,再加牛膝、车前或黄柏、知母,更能利水折火。如不须化水但须补阳者,则用黄氏天魂汤,是从仲景附子汤套出,虽不及附子汤力量之厚,较附子汤药尤纯和。血家忌刚燥,间有宜补元阳者,亦以此等为佳。夫肾中之阳达于肝,则木温而血和,达于脾,则土敦而谷化。筋骨强健,手足不清冷,卫气固,不恶寒,皆肾阳足故也。然肾水赖阳以化,而肾阳又赖水封之,此理不可偏废。补肾者所宜细求,以上所论补法,轻重进退,各有法度,非如张景岳辈多集补药而已也。总而论之,血证属虚劳门,故宜滋补,第恐瘀邪未清,骤用补法,则实以留邪为患,而正气反不受益。历见干血痨瘵等证,皆系医人横用滋补,以致旧血不去,新血不生。不知旧血客于经络脏腑之间,如木之有蛀,不急去之,非木死其蛀不止也,故仲景治干血,用大黄䗪虫丸。夫既成虚痨之证,而内有干血,犹须峻药去之。则其虚未成者,更不可留邪为患。故实证断不可用补虚之方,而虚证则不废实证诸方,恐其留邪为患也。或虚中实证则攻补兼用,或十补一攻,在医者之善治焉。

以上所论，吐血始终治法略备，惟于兼证变证不及详言，另立门类，缕分条析，查证治者，可以钩考而得之。

呕　血

吐血者，其血撞口而出，血出无声。呕血者，血出有声，重则其声如蛙，轻则呃逆，气不畅遂而已。同是血出口中，治与吐血无异。但吐无声而呕有声，证既小异，而治法若不加详，安能丝丝入彀。以轻重论，则吐轻而呕重。吐则其气尚顺，呕则其气更逆也。以脏腑论，吐血其病在于胃，呕血其病在于肝。何以言之？盖肝木之气主于疏泄脾土，而少阳春生之气又寄在胃中，以升清降浊为荣卫之转枢。故《伤寒论》少阳为病，有干呕、呕吐不止之病，是少阳转枢不利，清气遏而不升，浊气逆而不降也。《金匮》呕涎沫、头痛、胸满者，吴茱萸汤主之，取吴萸降肝之浊气，肝气降而呕自止，是肝木失其疏泄之常，横肆侮土，故成呕逆，主用吴茱萸降肝之浊气，肝气不逆，则呕止矣。由此观之，可知凡呕皆属肝胆，而血又肝之所司，今见呕血之证，断以调肝为主。诸家皆言呕血出于肝，而未详其理，吾故旁引《金匮》、《伤寒》以证明之。但《金匮》、《伤寒》之呕，乃杂病之呕，属于气分者也，而失血之呕，则专主血分，治法自有不同耳。

先干呕，然后呕血，呕血后仍发干呕者，皆少阳之逆气也，用大柴胡汤加蒲黄、丹皮、桃仁、当归治之。呕血既止，再服小柴胡汤以调和荣卫，转枢表里，上焦得通，津液得下，胃气因和，呕哕自止，血自安静而不上潮矣。然肝胆相连，胆病未有不及肝者，丹栀逍遥散可并治之。

但呕不吐，属少阳，呕吐兼有，属肝经。肝气善怒，其火最横。观《伤寒论》肝气侮肺名曰纵，刺期门；肝气侮脾名曰横，刺期门。皆取刺法以泻之，则知肝气怒逆而为呕逆，尤宜攘除肝火，不可纵敌为患。今本仲景刺法之意，变用汤药，宜当归芦荟丸加丹皮、蒲黄。凡发怒呕血，以及肝气横逆，其证恶闻人声，欲死不欲生，欲按剑杀人及惊狂骂詈，不认亲疏，皆肝经无情之火，非此大剂不能歼除。若此时因循，延至日久，病气未衰，正气先衰，虚中挟实，不攻不愈，欲攻不堪，是犹宋用贾似道，养奸为患，至国促而始去之，晚矣。若审其病稍轻者，但须凉肝血，调胃气，则呕血自止，犀角地黄汤加柴胡、枳壳，服后血止，再服逍遥散加阿胶、牡蛎、香附以收功。

有平时呕酸呕苦，以及失血之后，常呕酸苦者。呕酸是湿热，试观夏月热汤过夜，则变为酸味，便知呕酸是湿热。呕苦是相火，胆寄相火，胆汁苦，故相火之味能变胃津使苦。宜借用左金丸，再加血分药以治血分为宜。盖此二药，辛苦降泄，治血药中以为引导尤效。

呕血止后，如肝胆火旺，血虚烦躁、颊赤口渴、胸胁刺痛、发热盗汗、魂梦不安，此乃相火内炽，欲作骨蒸痨瘵，宜柴胡清骨散以治之。如兼咳嗽，喉间作痒，乃肝肺之气不相调协，宜用四逆散、香苏饮，再加杏仁、枳壳、枯芩、知母、当归、白芍治之。如觉喉中常若有气哽塞，善哕气打呃者，乃肝与心之气不畅故也，香苏饮加柴胡、薄荷、射干、牛蒡子、尖贝、当归、旋覆花治之。逍遥散尤通治肝经之要药，加减得宜，皆能应手而取效也。

呕虽属于肝胆，然亦未有不关胃府者也，胃气逆上治法已详吐血门。今并为医者补言之，凡血证带呕者，但治其血，血止而呕自止。凡呕证带血者，有如回食病，呕后见血水，此胃逆血枯，难治之证，大半夏汤、麦门冬汤治之，玉女煎加蒲黄、麻仁亦效。四物汤加甘草、寸冬、枳壳、茯苓、藕汁、萝卜汁、生姜、荆竹油，皆清利胃气，养血止呕之药。

此篇论血，单以呕血论，然失血证未有单见一证而不兼见诸证者。今欲详其条目，不得不分门立说。至于用方，则须参考诸证而变化之。若拘守一门，以求方治，岂不胶柱鼓瑟。

咯血

咯血者，痰带血丝也。昔人谓咯血出于心，谓心主血脉，咯出血丝象血脉之形故也。又谓咯血出于肾，盖肾主五液，虚火上升，则水液泛上，凝而为痰。然第吐痰已也，而何以又带血丝哉？盖肾气下行，则水出膀胱，今肾经之气不化于膀胱，而反载膀胱之水上行为痰。膀胱者胞之室，膀胱之水随火上沸，引动胞血随之而上，是水病兼病血也。观女人先发水肿然后断经者，名曰水分，是水病而连累胞血之一证。又观《伤寒论》热结膀胱，其血自下。夫热结膀胱是水病也，而即能惹动胞中之血从小便而下，又水病兼动胞血之一证也。据此，可知水泛为痰，而亦能牵引胞血矣。古法但谓咯血出于肾，而未能发明，致庸劣者竟谓其血出于肾脏，非也。所谓咯血出于肾者，乃肾气不化于膀胱，水沸为痰，而惹动胞血之谓也。此论从古未经道及，而予从《伤寒》悟出，千虑一得，不容自秘，医者知此则可知治咯之法，并可知治痰之原矣。仲景猪苓汤，化膀胱之水而兼滋其血，最为合法，再加丹皮、蒲黄以清血分，凡痰之原，血之本，此方兼到。或用地黄汤加旋覆花、五味、天冬、寸冬、蒲黄。火甚者，用大补阴丸加海粉、牛膝、云苓、丹皮、蛤蚧。凡此数方，皆主利痰立法，是就肾主咯血之说，以出治也。肾水化于膀胱，故泻膀胱即是泻肾。膀胱与血室同居一地，膀胱之水不泛，则自不动血室之血矣。数方皆治膀胱，兼治血室，故效。

夫痰为肾之所主，血实心之所主也。况水火互根，肾病及心，心病亦及肾。其有心经火旺，血脉不得安静，因而带出血丝，咳逆、咽痛者，导赤饮加黄连、丹皮、血余、蒲黄、天冬、寸冬、尖贝、茯苓治之。地骨皮散加茯苓、射干、旋覆花、牛膝，太平丸亦治之。以上数方，皆就咯血出于心之说以立法。心主血脉，部居胸中，与肺为近，肺气咳逆犹易牵动心部之血，故痰咳者，往往带出血丝，治血丝以心为主。肺为水之上源，水不清而凝为痰，痰不降而牵动血，治肺之痰，又是治咯血捷法。盖痰血之来，虽由心肾，而无不关于肺者也。太平丸为治肺通剂，紫菀散、保和汤皆善能涤除肺痰，补泻兼到。另参咳血、唾血门，可尽其治。

唾血

脾主消磨水谷，化生津液，津液腾溢，水阴四布，口中清和，湛然如露。是以终日不饮而口不渴，亦终日闭口而唾不生。惟脾之津液，不能清和散布，于是凝聚而为唾，是唾者，脾不摄津之故也。知脾不摄津而唾津，则知脾不摄血而唾血矣。唾津其常耳，而唾血则又甚焉。盖津乃气分之阴液，其源即在胃中，凝而为唾，其来既近，其伤不多。至于唾血，则出于阴分。《内经》云：脾为阴中至阴，盖五脏俱属阴经，而脾独名太阴，以其能统主五脏，而为阴之守也。其气上输心肺，下达肝肾，外灌溉四旁，充溢肌肉，所谓居中央，畅四方者如是。血即随之，运行不息，所谓脾统血者，亦即如是。世医不识统血之义，几指脾为贮血之器，岂不愚哉。脾能统血，则血自循经而不妄动。今其血走泄胃中，为唾而出，是脾之阴分受病，而失其统血之常也。审系脾经火重，唇口干燥，大便秘结，脉滑实者，宜用泻心汤加当归、生地、白芍、花粉、寸冬、枳壳、蒲黄、甘草。若是脾经阴虚，脉细数，津液枯，血不宁者，麦冬养荣汤加蒲黄、阿胶，甲己化土汤加生地、花粉、人参、寸冬、藕节、侧柏叶、莱菔汁、枳壳，皆滋利脾阴之要药。如或七情郁滞，脾经忧虑，伤其血而致唾血者，以脾主思虑，故每因思虑而伤脾阴，睡卧不宁，怔忡劳倦，饮食不健，宜用归脾汤以补心脾，再加阿胶、柴胡、炒栀、棕灰、血余以解郁火，清血分，此治脾兼治心，心脾为思虑所伤者应手而效。又凡脾经忧抑，则肝木之气遏于脾土之中，不能上达，故清阳不升，郁为内热，不须清热，但解其郁，郁升而火不遏矣，逍遥散主之。

脾土阴而用阳，脾经阴虚火郁者，上法略备。又有脾之阳气不旺，无以统运阴血，心战脉弱，四肢清冷，饮食不健，自汗身热者，用归脾汤补脾之阳以生血，人参养荣汤、正元丹皆治之。

亦有清晨唾血，每早初醒，血液满口，唾出即净，明晨又唾，乃卧后血不归经，溢出口中。实证则由肝不藏血，必有头痛、口渴、便闭之证，用当归芦荟丸治之；虚证则由脾不统血，必有怔忡、虚烦不眠等症，用归脾汤加丹皮、山栀、棕灰、五味治之，此证与肾虚齿衄相似，宜参看之。

高士宗曰：偶然唾血，一哈便出者，不药可愈，谓其血近胃，如先血后便为近血一般，故不药可愈。吾谓亦宜少用清味之药，可服甲己化土汤加银花、竹茹、莱菔汁。丹溪又谓唾血皆属于肾，是混唾、咯为一证，而以肾血之来，其路最深，其证最重，用保命生地散治之。吾谓先唾痰水，唾久然后唾血者，此血来路远，其证深，可用丹溪法治之。然亦有丹溪法所不能治者，即吾所定诸方，亦有不能尽治，别参吐、咳诸门，自有治法，勿谓予论之不备也。

咳血

肺主气，咳者气病也。故咳血属之于肺。肺之气，外合于皮毛而开窍于鼻，外证鼻塞，皮毛固闭则其气反而内壅，呛出喉间，发为咳嗽，此外因之咳也。肺之气下输膀胱，转运大肠，通调津液，而主制节。制节下行则气顺而息安，若制节不行，则气逆而咳，此内因之咳也。夫外因之咳，不过其窍闭塞，肺气不得达于肤表，于是内奔喉间而为咳，其于肺之本体，固未常受伤也。至于内因之咳，则由于制节不行之故。盖肺为金体，其质轻清，肺中常有阴液冲养其体，故肺叶下垂，如天道下际，其气泽之下降，亦如雨露之下滋。因之膀胱通，大便调，五脏六腑之气皆得润利而不壅遏，肺气通调之益也。设肺中阴液不足，被火克刑，则为肺痿。肺叶焦举不能下垂，由是阴液不能垂之下注，肺中之气，乃上逆而为咳。此内因之咳，难治之证也。以上二者乃肺之本病，自致咳嗽者也。又有为他脏所干，而亦咳嗽者，则以肺为华盖，诸脏皆居其下，故他脏痰饮火气皆能上熏冲射，使肺逆咳。故《内经·咳嗽论》详别脏腑而总言之曰：聚于胃，关于肺。病虽由于他脏，而皆关于肺，此肺之所以主咳嗽也。人必先知咳嗽之原，而后可治咳血之病。盖咳嗽固不皆失血，而失血则未有不咳嗽者。或外感失血，病由皮毛，内合于肺，自应咳嗽。或由胃中积热，火盛乘金，气上而咳。或由肝之怒火，上逆而咳。此失血之实证，必致咳嗽者也。或由阴虚火旺，肺失清肃之令，痿燥作咳。或挟脾经忧郁，心经虚火，以致咳嗽。或肾经阴虚，阳气不附，上越而咳。此失血之虚证，不免咳嗽者也。又有痰咳，界在半虚半实之间。又有气咳，属在虚多实少之证。或先咳而后失血，或先失血而后咳，或暂咳即愈，或久咳不止，种种不一，必细推究之，而于失血虚劳，庶得调治之法。

一实咳：外感风寒，先见头痛、恶寒发热等证。仲景云：咳而喘息有音，甚则吐血者，用麻黄汤。李东垣师其意，用麻黄人参芍药汤。可见咳嗽吐红之证，多有因外感者，古法用麻黄，乃劫病之剂，且是气分之药，于血分尚少调治。须知咳固气病，然使不犯血分，又何缘而失血也哉？故必以兼顾血分为宜。《医宗金鉴》用苏子降气汤，予则用小柴胡汤加紫苏、荆芥、当归、白芍、丹皮、杏仁，于气分、血分两兼治之，最得和表清里之法。火重秘结者，加酒军；恶寒无汗者，加麻黄；胸胁腰背刺痛胀满者，为有瘀血，再加桃仁、红花。盖小柴胡为通利三焦，治肺调肝，和荣卫之良方，加减得宜，左宜右有，凡血家兼有表证者，以此方为主，极为妥当。普明子止嗽散亦可用，但药力薄，不堪治重病。如咳嗽轻，带血少者，又须用此轻剂以调之，斯为中病而不致太过。止血者，再加蒲黄、藕节；清火者，再加枯芩、寸冬；降痰，加尖贝、茯苓；降气，加杏仁、枳壳；补血，加当归、生地。凡上两方，及加减之法，皆为新病咳血而设。其有外感既久，陈寒入肺，久咳喘满，因而失血者，乃咳嗽气逆，牵动诸经之火以克肺金，肺气亦能牵动胸背脉络之血随咳而出。是病虽生于寒，而实因寒动火，治法但温其寒，益动其火，宜清火疏寒，面面俱到，斯不差爽。用千金麦门冬汤，并小柴胡加苏子、冬花。盖寒中包火者，宜小柴胡加减以清郁火。火中伏寒者，宜千金麦门冬汤以搜陈寒，或用细辛代麻黄再加黑姜、五味，尤去肺寒要药。但血证多忌刚燥，更合枯芩、寸冬、玉竹、瓜霜以柔之，用去火中伏寒，庶几调剂得法。然而寒在肺中，久亦变从火化，既化为火，便当专治其火，兼温其寒，是犹抱薪救火矣。以上所论，外感风寒，变为咳血，此证最多，医者误治，往往酿成痨瘵，慎之慎之。此外又有内受温暑湿热者，亦能攻发而为咳血。其证身热口渴，小便不利，胸腹烦满，与外感风寒相似。治宜专清其里，忌发其表。盖此病皆袭人口鼻，侵人脉络，伏留肠胃膜原之间，不似伤寒从肤表入者，故但用清里之药，不可发表，以张病势。里清则表自和，咳血自止，人参泻肺汤治之。若其人素嗜厚味，胃火炎上作咳者，用犀角地黄汤加麦冬、五味、杏仁、枳壳、藕节。又或肝经怒火逆上，侮肺作咳，则用柴胡梅连散加青皮、牡蛎、蒲黄、丹皮、生地。又有热邪激动水气，水上冲肺，咳逆不得卧，或其人面目浮肿者，仲景谓之风水，用越婢汤。血家风火相动，激水气上升者，毋庸以麻桂发表。平肝风宜柴胡、白芍、桑寄生、僵蚕、青蒿、荆芥、薄荷之属，清肺火宜枯芩、知母、石膏、天、麦冬，清肝火宜胆草、黄柏，清心火宜黄连、炒栀，治激动冲上肺中之水宜葶苈、苡仁、防己、桔梗、杏仁、云苓，合此数品药，以求方治，其于风火激动水气冲肺，肺胀咳嗽之证，乃为合宜。盖仲景越婢汤是治外感肺胀之法，吾所论者，乃血证内伤肺胀之法。吾曾治数人，有用泻白散合葶苈泻肺汤而效者，有用二陈汤和知母、石膏、荆芥、薄荷、防己、木通而效者，有用小柴胡加荆芥、紫苏、杏仁、防己、木通、寸冬、兜铃而效者。又丹溪云：此证多系痰挟瘀血，碍气为病，若无瘀血，何致气道如此阻塞，以致咳逆倚息而不得卧哉，用四物汤加桃仁、诃子、青皮、竹沥、姜汁治之。丹溪此论，洵中病情。盖失血之家所以有痰，皆血分之火所结而成。然使无瘀血，则痰气有消容之地，尚不致喘息咳逆而不得卧也。血家病此，如徒以肺胀法治之，岂不南辕北辙。丹溪此论，可谓发矇振聩，第其用四物汤加减，于痰瘀两字未尽合宜。予谓可用通窍活血汤加云苓、桔梗、杏仁、桑皮、全皮、尖贝，小柴胡加当归、桃仁、丹皮、云苓尤妥。此皆血家咳嗽属实证者，再参兼证咳嗽条更详。

一虚咳：肺为娇脏，无论外感内伤，但一伤其津液，则阴虚火动，肺中被刑，金失清肃下降之令，其气上逆，嗽痰咳血，变为肺痿重病，吐白沫如米粥，咽痛声哑，皮毛洒淅，恶寒憎热，皆金损之证，不易治也。此病无论寒久变火，火郁似寒，总以《十药神书》保和汤治之。盖肺金火甚，则煎熬水液而为痰，水液伤，则肺叶不能腴润下垂，其在下之肝肾，气又熏之，肺叶焦举，不能制节，故气逆为咳，气愈逆，痰愈滞，所以久咳不止也。此方润肺涤痰，止血和气，无论寒久变火，火郁似寒，痰血痿燥等证，皆统治之。凡由外伤变作虚咳劳证者，以此方为第一。又有肺中阴虚，本脏气燥，生痰带血，发为痿咳，以及失血之后，肺燥成痿，痰凝气郁，久咳不止，此乃内伤所致，不必治其余病，但补其肺，诸病自愈。用清燥救肺汤，甘凉滋润以补胃阴而生肺金，肺金清润，则火自降，痰自祛，气自调，咳自止。血枯加生地，火甚加犀角，痰多加贝母，带血加蒲黄。以上二方，于肺经虚火治法綦详。失血之人，多是阴虚火旺，照上治法者，十居八九，亦有一二属肺经虚寒者。《内经》云：形寒饮冷则伤肺，肺恶寒，多涎唾上气。仲景用甘草干姜汤治之。然《金匮》自言遗溺小便数，所以然者，以上虚不能制下故也，则明见有虚冷遗溺之实据，乃用甘草干姜以温之。且其脉必沉弦迟微，痰必清稀泛溢，不似清燥、保和二汤所治，故主温药。吾谓可用六君子为主，再加当归、白芍、炮姜、五味，则于止咳止血皆宜。脾经虚寒，痰动咳嗽者，此方亦宜。若脾经虚火，生痰带血，则宜逍遥散加寸冬、藕节、蒲黄。若肝经虚火生痰带血，亦宜逍遥散加丹皮、山栀、五味。又有肾经虚火生痰带血者，另详唾血、咯血门。肝肾虚证，均详吐血门降冲气条，并详见六卷咳嗽门。

一痰咳：肺中痰饮实热，气逆而咳血者，扬汤止沸，不如釜底抽薪，泻肺丸主之。夫咳血之证，未有不与痰为缘者，人身之气以运血，人身之血即以载气。血少则气多不能载之，壅于内而为热，热则水津被灼，煎熬成痰，是以火旺则痰盛，痰盛则滞气之往来，气阻则壅积，而益生其热，故痰甚而火益旺。此时补虚则助邪，此时逐邪则重虚，是惟攻补兼用，庶几两得其治。先用《十药神书》消化丸，临卧用饴糖拌吞以攻其实，即噙化太平丸以补之，攻补兼施，为除暴安良之妙法。时医但事滋补，岂不误了多人。若病家兢业不敢用消化丸者，可用二陈汤以初解之，二陈降气利水，为祛痰通剂。若欲兼利肺气加杏仁、苏子、桑皮。咳逆倚息不得卧者，为水饮冲肺，肺叶不得下降，加葶苈、大枣；若火甚者，加瓜蒌霜、黄芩、老连；火轻者，加寸冬、知母；兼理风寒，加柴胡、荆芥、防风；兼理血分，加当归、白芍、丹皮、桃仁。上方皆是去实痰之治法。又有虚痰，乃肺经阴虚，燥气生痰，粘着喉间，滞涩声音，喘咳发热，脉细数者，不宜渗利再伤水津，但宜滋润以生津，津生则痰豁，宜保和汤、清燥救肺汤、紫菀散。如喉中有痰核、气核梗塞不得吞吐者，为梅核证，乃心火凝痰，宜豁痰丸加牛蒡子。香苏饮加桔梗、枳壳、尖贝、云苓、旋覆、甘草亦治之。又有胃中痰气动膈，证见胸胁逆满，咳喘哕呃者，失血家往往有之，宜用礞石滚痰丸治之。若胃中气虚挟痰饮者，宜旋覆代赭石汤。兼治血分则加当归、白芍、苏木，兼治火热则加寸冬、枯芩。哕呃详六卷，兹论痰咳，未及备载。痰咳之证，又有肝气上逆，干犯肺经，挟痰滞气以致咳嗽，其证口苦头痛，颊赤多怒，两胁作痛，宜温胆汤加青皮、白芥、柴胡、炒栀。若肝火横决怒逆者加姜黄、大黄；若肝经虚火郁而生痰，宜用丹栀逍遥散加龙骨、牡蛎、阿胶、贝母。夫痰饮之病，其标在肺，其本在肾，肾水上泛，是为痰饮，痰饮冲肺，乃生咳嗽，故治痰饮，以肾为主。肾经阳虚不能镇水，水气泛上振寒喘咳者，用真武汤加细辛、干姜、五味。若肾水因寒而动，上凌心火，心悸喘咳，虚阳上浮，咽痛面热，宜用苓桂术甘汤加细辛、五味，温寒利水。然此乃单为痰饮立法。血家阴虚阳亢，多忌刚燥，往往以此等药剂为忌，即系肾阳不能化水，以致便短、喘咳，痰饮上干，亦只宜肾气丸，从阴化阳，温而不烈。此方自宋、元来，莫不珍为至宝，谓失血虚痨，上热下寒，阳浮于外，阴孤于内，唯此方引阳入阴，用药神妙。顾肾阳虚浮者，此方诚为至宝。若肾阴虚浮者，此方又非所宜。夫失血之人，浮热昏烦，痰喘咳嗽，多是真阴内虚，阳无所守。究阳之所以不守，实由阴虚使然，非阳虚也。径投此方，阴未生而阳愈亢，名为以阳生阴，实则以阳促阴也。如果上热下寒、外阳内阴之证，则尺脉必微弱，大小便必溏泄，手足必清冷，即渴欲饮，亦是饮一溲二，乃用此方最为神效。设纯是阴虚，则此方又不宜用，即欲以阳生阴，亦只可少用桂、附以反佐之。如滋肾丸知、柏各五钱，而桂只五分，借以从阳引阴耳，岂可多用桂、附，而助阳以敌阴哉。若是肾中阴虚，火上水升，凝滞为痰，则宜猪苓汤主之。地黄汤加麦冬、五味、旋覆、阿胶、杏仁、蛤蚧、牛膝，亦仲景猪苓汤意，而滋补之功尤多，参看咯血门更详。

一气咳：无痰无血，但是气呛作咳，乃失血家真阴虚损，以致肺气不敛，肾气不纳，其病至重，最为难治。审其由肺气不敛者，其人不能仰卧，卧则气逆而咳，咳则心下煽动，或肺叶偏枯，则侧卧一边，翻身则咳不休，俱宜用清燥救肺汤加百合、五味、琥珀、钟乳石以镇补肺金。金得保养，则能覆下收敛，而气自不咳。审其由肾气不纳者，其人短气喘息，阴火上冲，两颧发赤，咽喉不利。仲景谓：失血脉数，发热而咳者，不治。即谓此阳不附阴，气不归元之重证，六味丸加沉香、五味、寸冬、磁石以滋补镇纳之，使气既吸引归肾，而肾水滋生，又有以封镇其气，则气自不咳逆矣。或用肾气丸加寸冬、五味、牛膝，借桂、附以引气归原。陈修园谓肺肾不交，水天俱虚，用二加龙骨汤加阿胶、寸冬、五味子。予按肾气丸、二加龙骨汤皆是肾阳虚、肺阴虚，上热下寒之治法也。若肺肾之阳俱虚，元气不支，喘息困惫者，则宜用保元汤加五味，上二方又不恰切。若肺肾之阴俱虚者，上三方俱不中肯。失血家气喘咳逆者，多是阴虚。气生于肾而主于肺，肺阴足则气道润而不滞，肾阴足则气根蓄而内涵。惟肺阴不足，是以气燥而咳，肾阴不足，是以气浮而咳，此乃肺肾阴虚不交之证，治宜参麦地黄汤及三才汤，以滋二脏之阴。纳肺气则加百合、五味、钟乳石；纳肾气则加磁石、沉香、五味。此外又有冲气上逆之治法说，详吐血及六卷咳嗽门。

一骨蒸咳：失血证久咳不止，发热盗汗，世谓之骨蒸劳咳，乃肝之血分夹有瘀滞癥结，则肝气郁而不和，肝寄相火，肝气即相火也。相火内行三焦，外行腠理，血分无瘀滞则腠理无阻，是以相火往来，温养肌肉，而不遏抑。故肌肉不寒冷，相火温之也，而亦不发热，相火不遏郁之故也。观妇人经水不调，每遇行经必发寒热，为血分瘀滞所致。则知失血骨蒸，为血分瘀滞，郁遏相火而使然也，小柴胡汤清理之。若延日既久，发热咳嗽不止，恐成痨瘵者，用团鱼丸疏理肺气，滋利肝血，攻补兼用，方法最善。

一痨虫咳：心中郁郁微烦，面色乍赤乍白，喉中痒不可耐，咳嗽不止，不知香臭，宜用月华丸调肺杀虫治之。究虫之生，乃由瘀血停聚，热蒸湿腐，又被肝风煽动，是以化生痨虫。既变成虫，则从虫治之，而亦须兼去瘀血以除其根，清湿热以涤其源，息风木以靖其机，聚毒药以杀其类，此方数法兼备，于治痨虫已得大概，另详痨虫门，参看自知。

又有肺痈咳嗽吐脓血者，另详吐脓门。

又有食积之火，冲肺作咳，其火多在五更流入肺中而咳。此病不关血分，然虚人往往有之，随用小柴胡、逍遥散加山楂、神曲、麦芽、莱菔子、炒栀、寸冬。黄昏咳嗽，为阳将入阴，浮火不能内敛，入肺而咳，宜用五味子、川文蛤、兜铃等治之。

其余杂血咳嗽，不关血证者，自有方书可查，兹不具论。

鼻衄

鼻为肺窍，鼻根上接太阳经脉，鼻孔下夹阳明经脉，内通于肺，以司呼吸，乃清虚之道与天地相通之门户，宜通不宜塞，宜息不宜喘，宜出气不宜出血者也。今乃衄血何哉？《金匮》谓热伤阳络则衄血，热伤阴络则便血。阴络者，谓躯壳之内，脏腑油膜之脉络，内近肠胃，故主便血。阳络者，谓躯壳之外，肌肉皮肤脉络之血，从阳分循经而上，则干清道而为衄也。然则阳络者，太阳阳明之络脉也。盖太阳阳明，统主人身躯壳之外，阳络之血，伤于太阳者，由背上循经脉，至鼻为衄。仲景所谓春夏发太阳者是也。伤于阳明者，由胸而上，循经至鼻，仲景所谓秋冬发阳明者是也。今分两条论之。

太阳主开，春夏阳气本应开发，若一郁闭，则邪气壅而为衄，其证鼻塞头痛，寒热昏愦。或由素有郁热，应春夏升发之令而动，或由风瘟暑疫，攻发而动。又有伤寒失汗，邪无出路，因由血分泄而为衄，此名红汗，乃邪欲自愈，医者不可不知。然即红汗论之，可知太阳之气不得泄于皮毛，则发为红汗，即可知太阳之热不得发越于外者，必逼而为鼻衄也。皮毛者肺之合，太阳之气，外主皮毛，内合于肺，鼻又为肺之窍，欲治太阳之衄者，必以治肺为主。观《伤寒论》治太阳用麻杏理肺，则知治肺即治太阳矣。法宜清泻肺火，疏利肺气，肺气清则太阳之气自清，而衄不作矣。风寒外来，皮毛洒淅无汗者，麻黄人参芍药汤。如肺火壅盛，头昏痛气喘，脉滑大数实者，人参泻肺汤加荆芥、粉葛、蒲黄、茅根、生地、童便。久衄血虚，用丹溪止衄散加茅花、黄芩、荆芥、杏仁。以上数方，鼻塞者，俱加麝香、黄连。盖风寒杂证，鼻塞多是外寒闭之，此证鼻塞者尤多，乃是内火壅之，如用羌活则鼻愈塞矣，故用黄连、麝香以开火之闭。衄血既止，宜多服止衄散原方及六味地黄汤以收功。又有肾经虚火浮游上行，干督脉经而衄血者，必见腰痛项脊痛，头昏足厥冷等证。所以然者，肾经虚火上行故也。宜用止衄散去黄芪加碎补、牛膝、续断、粉葛、鹿角尖、童便、元参治之。盖督脉丽于太阳，故以治太阳者兼治督脉。亦犹冲脉丽于阳明，而以治阳明者兼治冲脉也。太阳为少血之经，督脉乃命元之主，其血均不可损，衄止后即宜用地黄汤加天冬、阿胶、血余、五味以补之。

阳明主合，秋冬阴气，本应收敛，若有燥火伤其脉络，热气浮越，失其主合之令，逼血上行，循经脉而出于鼻。

其证口渴气喘，鼻塞孔干，目眩发热，或由酒火，或由六气之感，总是阳明燥气合邪而致衄血。盖阳明本气原燥，病入此经，无不化而为燥，治法总以平燥气为主，泻心汤加生地、花粉、枳壳、白芍、甘草。或用犀角地黄汤加黄芩、升麻，大解热毒。鼻衄止后，宜用玉女煎加蒲黄以滋降之，再用甘露饮多服以调养之，肆饮梨胶、藕汁、莱菔汁、白蜜等，皆与病宜。

以上两条，治法各异，然鼻总系肺经之窍，血总系肝经所属，故凡衄家，目必昏黄。仲景云：目黄者衄未止，目了慧者，其衄已止。以肝开窍于目，血扰肝经，故目黄也，治宜和肝。而其血犯肺窍出，又宜和肺。今且不问春夏，不分秋冬，总以调治肝肺为主，生地黄汤治之。服后衄止，再服地骨皮散以滋之。盖不独衄血宜治肝肺，即一切吐咯，亦无不当治肝肺也。肝主血，肺主气，治血者必调气，舍肝肺而何所从事哉。

又凡衄血，久而不止，去血太多，热随血减，气亦随血亡矣。此如刀伤血出不止，则气亦随亡，而血尽则死也，急用独参汤救之。手足冷，气喘促，再加附子以引气归根。如其人鼻口黑黯，面目茄色，乃血乘肺脏之危候，缓则不救，二味参苏饮治之。此等危证，在所不治，用参苏饮，亦理应如是救济耳，其效与否，非敢期必。

按病在肠胃者，药到速；病在经脉者，药到缓。衄血病在经脉，兼用外治法亦能取急效，用十灰散塞鼻并吞咽十灰散，为极稳妥；或用人爪甲煅为末，吹鼻止衄；或用壁钱窠塞鼻，取其脉络以维护之。龙骨吹鼻，能干结血孔免衄；白矾吹鼻，性走窜截血。醋和土敷阴囊，囊为肝所属，肝主血，敷囊以收敛肝气，则肝血自止。上病取下，治尤有理。鳝血滴鼻中；鳖血点鼻；温水浸足，使热气下引；捆病人中指；用湿纸贴脑顶，熨斗熨纸令干，乃烫熨取火之法。数者或效或不效，备录其方，以资采择。

衄家不可发汗，汗则额陷，仲景已有明禁。以此例推，可知一切血证均不宜发汗，医者慎之。

虽与吐咳诸证不同，然其为血一也。宜参看各门，庶治之百不失一。

脑衄

脑衄者，口鼻俱出血也，乃鼻衄血多，溢从口出，非别有一道来血也，亦非真从脑髓中来，此不过甚言鼻衄之重，而因名之曰脑衄耳。盖吐血多者，血每呛入鼻中，故衄血多者，血亦溢入口中。治法用白纸折十余叠，打湿贴脑顶，用熨斗熨令热气蒸腾，其衄自止，此乃因脑衄之名，望文生义而出。熨脑止衄之法，非探本之治，故有效有不效。其实脑衄，只鼻衄之甚者耳。宜照鼻衄分经用药，乃不致循名失实。

脑衄治法与鼻衄同，但脑衄出血既多，易成虚证，宜参苏饮，用人参以补之，用苏木以行之。如衄甚不止，身热脉浮，喘促足厥者，乃气随血泄，阴脱阳亡，急危之候也。宜独参汤加附子稠煎，服后得睡，汗不出，热稍退，气稍息，则命根乃定。此等虚脱之证，血家最少而最危，勿因其少而误用凉泻。

目衄

白珠黑珠均无出血之窍，目下眼皮只有泪窍，乃阳明经脉所贯注。《春秋传》称蔡哀侯之泪尽，继之以血，则是血自泪窍出也。阳明脉起于承泣穴，泪窍出血，乃阳明燥热所攻发，犀角地黄汤加归尾、赤芍、银花、白芷、粉葛、牛膝、石膏、草梢治之。如风热重，大便闭者，通脾泻胃汤治之。阳明之脉，绕络于目，故凡治目多治阳明。吾尝观《审视瑶函》外障目翳诸方，共一百零，而用大黄者七十余方，可知泻阳明胃经之热，是治目疾一大法门。治目衄者，可以类推，凡白虎汤、甘露饮、玉女煎均治阳明方，医者审虚实先后而用之，罔不奏效。

夫目虽阳明经所属，而实肝所开之窍也，血又肝之所主，故治目衄，肝经又为要务，地骨皮散加柴胡、炒栀、益母草及丹栀逍遥散治之。谨按病发于肝者，多是怒逆之气火，耳鸣口苦，胸胁刺痛，宜从肝治之。可用上二方及当归芦荟丸、龙胆泻肝汤治之。病发阳明者，发热口渴，目干鼻干，大便燥结，宜从阳明法治之。

小眼角乃少阳经脉所络，原无出血之窍，少阳相火随经脉而出，冲动肝经血分则生血筋，窜入瞳珠，及胬肉长出，亦见流血，但不多耳，宜小柴胡加青皮、当归、红花、胆草、丹皮，外用杏仁、白矾、铜绿点之。

大眼角乃太阳经脉所络，名睛明穴。太阳气血充足，眼角内结赤肉如珠。有大眼角内不起肉珠者，乃太阳之气不足故也。太阳经有风热，则大眼角生血筋胬肉，或微渗血点，外治总以血筋胬肉之法治之。内服防风通圣散去麻黄、大黄、芒硝，再服防风归芎汤调之。点药如上。

以上两条，均非目衄正病，以其起血筋，亦系血分为病，故兼及之。此书为血说法，其有目疾膜翳等项，均有眼科专书，尽多可采，兹不具论。

耳衄

耳中出血谓之耳衄。肾开窍于耳，而肾脉却不能上头，肾与心交，假心之府小肠之脉，上贯于耳，为司听之神所居。其形如珠，皮膜包裹真水，是为神之所出，声之所入，内通于脑，为空虚之府，他物不得而扰之。即或肾虚，阴火上冲则为耳鸣，神水不足则为耳聋，亦断无血从此出者。其有血从耳出者，则以足少阳胆脉绕耳前后，手少阳三焦之脉入耳。相火旺，挟肝气上逆，及小肠相火内动，因得挟血妄行。或因瘟疫躁怒，火气横行，肆走空窍，衄出于耳。总系实邪，不关虚劳。治法总宜治三焦、胆、肝与小肠经，自无不愈。小柴胡汤加五苓散统治之。分治肝、胆，宜龙胆泻肝汤；治三焦，柴胡梅连散；治小肠，宜导赤饮加黄芩、黄连、薄荷、川芎。三经皆司相火，治法大抵相同。愈后皆宜常服六味地黄汤补水济火。

外治法：用十灰散吹耳中。麝香、龙骨末和吹耳中。壁钱窠烧灰吹入。燕窝泥涂耳前后。

齿衄

齿虽属肾，而满口之中皆属于胃，以口乃胃之门户故也。牙床尤为胃经脉络所绕，故凡衄血，皆是胃火上炎，血随火动，治法总以清理胃火为主。

胃中实火，口渴龈肿，发热便闭，脉洪数者，通脾泻胃汤加蒲黄、藕节治之。如大便不闭者，不须下利，但用清凉解之，犀角地黄汤加昱根、贯众、枳壳、莱菔汁。

胃中虚火，口燥龈糜，其脉细数，血不足者，宜甘露饮加蒲黄以止衄，玉女煎引胃火以下行，兼滋其阴。

以上两条，所论齿龈虚实，二证均属于火。有火中挟风者，宜加防风、白芷。火中挟湿者，宜加防己、木通。

亦有肾虚火旺，齿豁血渗，以及睡则流血，醒则血止者，皆阴虚血不藏之故，统以六味地黄汤加牛膝、二冬、碎补、蒲黄。上盛下虚，火不归元，尺脉微弱，寸脉浮大者，加桂、附。

外治之法：宜用冷水漱口，取血遇冷则凝之义。醋漱，取酸以收之之义。百草霜糁、十灰散糁，取血见黑则止，亦以清降其火，火降则血降也。枯矾、五倍子、蚯蚓同为末糁，更能固牙。

舌　衄

舌乃心之苗。观小儿吐舌、弄舌、木舌、重舌，皆以去心经风火为主，则知舌衄皆是心火亢盛，血为热逼而渗出也。治法总宜清泄心火，导赤饮加老连、大力、连翘、蒲黄、牛膝、元参治之。舌肿胀，衄血多者，为火太盛，泻心汤主之。心烦神昏者，安神丸加童便、血余灰治之。夫舌虽心之苗，然口乃胃之门户，舌在口中，胃火熏之，亦能出血。大便秘者，玉烛散加银花治之。口渴兼发热者，竹叶石膏汤加蒲黄、藕节治之。舌本乃肝脉所络，舌下渗血，肝之邪热，四物汤加桃仁、红花、炒栀、丹皮、牛膝、赤苓。重则宜用当归芦荟丸、龙胆泻肝汤。盖舌衄虽同，而此外所见之证，必显有分别，故分心、胃、肝三经治之，非强为区别也。

外治之法，与齿衄同。

大　衄

大衄者，九窍出血之名也。此非疫疠，即中大毒。人身只此九窍，而九窍皆乱，危亡之证，法在不治。惟有猝然惊恐，而九窍出血者，可用朱砂安神丸加发灰治之。

零　　腥

零腥者，吐出星点，黄白色，细如米粟，大如豆粒，气极腥臭，杂在涎唾之中，而非涎唾。乃吐血之后，血分瘀热所化，或未吐血之前，血分之热化为星点，先吐星点，后乃吐血，总系血分瘀热变化而成。治宜清热化血，降气消痰，以其似痰，必假痰气而生故也。在未吐血之前而见零腥者，总以降气消痰为主，盖此时血尚未动，但当治其气分，气分清而零腥自除，豁痰丸治之，小柴胡汤亦治之。在既吐血之后，而零腥见者，总以清热化血为主，以其在吐血之后，乃瘀血壅热而出，故宜兼治瘀血，太平丸治之，生地黄散亦治之。此证古书不载，吾临证往往遇之，因撰其名，而论列之，以补血证之缺。

吐　　脓

脓者，血之变也。血不阻气，气不战血，则血气调和，疮疖不生。血滞气则凝结为痛，气蒸血则腐化成脓。躯壳外者易治，至于吐脓，则出于脏腑之内，其证最危。在中焦以下则便脓，在中焦以上则吐脓。夫人身之气，乃水所化，气即水也，故血得气之变蒸亦化而为水。不名曰水，而名曰脓者，以其本系血质，虽化为水，而较水更浓也。当其未化，则仍是血，消瘀则脓自不生。及其既化，则同于水，逐水则脓自排去。

一肺痈：乳上第三根肋骨间，名肺募穴，隐隐疼痛，食豆而香，是痈将成。仲景云：风舍于肺，其人则咳，口干喘满、咽燥不渴，时时吐浊沫，时时振寒。热之所过，血为之凝滞，蓄结痈脓，吐如米粥。始萌可救，脓成则死。谓重者肺坏而死，若肺不坏，亦有可救。故仲景又曰：口中辟辟燥咳，胸中隐隐作痛，脉数而实，喘不得卧，鼻塞不闻香臭者，葶苈大枣泻肺汤主之。吐脓如米粥者，甘桔汤主之。仲景此论，非谓除此二方别无治法，不过分别未成脓者当泻实，已成脓者当开结，指示两条门径，使人知所从事。且曰以此汤主之，明明有加减之法，见于言外。余因即泻实开结二义，推而广之，其未成脓者用通窍活血汤加麻黄、杏仁、石膏、甘草，从表以泻之；无表证者，用人参泻肺汤加葶苈、大枣，从里以泻之；如病势猛勇，急须外攘内除，则用防风通圣散。三方力量，雄厚于仲景泻实之法，庶尽其量。如识力不及，只用甘桔汤加荆芥、薄荷、杏仁、黄芩，亦许免疚，然而无功。其已成脓者，急须将脓除去，高者越之，使从口出，用千金苇茎汤，或用瓜蒂散加冬瓜仁、桃仁、苡仁、栀子，或用白散加黄连、瓜蒌，皆取在膈上则吐，使脓速去，以免久延为患。白散尤能吐能下，加升麻、郁金以助其吐下之机，再加黄芩、瓜蒌以解其火更善。如只须下泻，不宜涌吐，则合甘桔、泻肺二汤，再如赤豆芽、苡仁、防己、瓜蒌、杏仁、知母、枳壳，使从下降，或用桔梗宁肺汤补泻兼行。如此则于仲景开结之法，庶尽其妙。惟收口之法，仲景未言，然亦可以义例求也。诸疮生肌，皆用温补，肺为金脏，温则助火刑金，只宜清敛以助金令，使金气足而肺自生，人参清肺汤治之，后服清燥救肺汤以收功。

一脾胃痈：与肺痈治法略同。但肺痈多由外感风邪而成，故有发表之法。脾胃痈则由湿热酒毒、七情之火内蕴而成，故无发表之法。胃痈初起，中脘穴（在脐上四寸）必隐隐作痛；脾痈初起，章门穴（在脐上二寸旁开六寸）必隐隐作痛。二病皆食豆而香，其证寒热如疟，皮肤甲错，腹满咽干，治宜攻热下血，热去而血不停，更自何地酿为痈脓哉。故凡内痈脓未成者，以夺去瘀热为主，丹皮汤治之。脓已成者，以排脓为主，脓即水也，逐水即是排脓，赤豆苡仁汤治之。脓血既去之后，则脏腑空虚，见火象者，人参固本汤加黄芪、茯苓以清补之。若现虚寒之象，则用六君子汤加黄芪、当归、煨姜以温补之。方外有方，视其所兼之证，随宜用之，笔楮难尽。

此外，如胸、背、腰、胁、肝、膈、大小肠，凡有瘀热壅血，均能成痈，总以丹皮汤主之。近上焦者，去芒硝加葶苈、黄芪、桔梗、荆芥、甘草。中下焦者加姜黄。余详便脓门。

此书原专论血证，所以兼及内痈者，以痈脓之病皆由血积而成。知血之变痈脓，即可知血之能为干血，能变痨虫。知内痈之生寒热，即可知血证之郁热矣。但痈脓之证，系血家实积，与失血虚证有异，然不以此反观合勘，亦无以尽血证之情伪。

血证论

三卷

四川彭县容川唐宗海 著

汗　血

汗者，气分之水，其源出于膀胱。《内经》云：膀胱者，州都之官，津液藏焉，气化则能出矣。膀胱之气，从三焦行腠理，充肌肉，达于皮毛，以卫外为固。阳气卫外，百邪不入，故其经称为太阳也。其有盛暑天气，亢阳蒸动膀胱水气，腾布于外则发为汗，此犹天之有雨，阳布阴和，自然无病。有时外感风寒，皮毛疏泄，发热汗出者，乃太阳之气为邪所病，不能卫外，故汗得泄出。其有心、胃、肝、脾热湿之病亦令汗出者，此犹土润溽暑，亦能蒸作云雨也。又有亡阳自汗者，则由膀胱肾中之元阳脱泄，故其水阴之气，随而奔溢，散涣不收。气为水之所化，水即气也，汗即水也，气脱外泄，故汗出也。知此，则知汗出气分，不出血分矣。然汗虽出于气分，而未尝不与血分相关，故血分有热亦能蒸动气分之水，而为盗汗。盖血气阴阳，原互根互宅，阴分之血盛，则阳分之水阴自然充达，阳分之水阴足以布护灌溉，则阴分之血愈为和泽，而无阳乘阴之病矣。若阳分之水阴不足，则益伤血之阴，故伤寒汗出过多，则虚烦不寐，以其兼伤血分之阴，心主血分，血分之阴伤，则心气为之不宁矣。又有伤寒，即当从汗而解，今不得汗，乃从鼻衄而愈，其衄名为红汗。盖阳分之邪宜挟阳分之水发而外出，今既不能外出，乃乘阴分之血从鼻衄出，名为红汗，是为阳邪干阴之一验。故古谓阳乘阴则吐衄，知阳乘阴而内逆者发为吐衄，则知阳乘阴而外泄者发为皮肤血汗矣。血者心之液也，皮毛者肺之合也。治法宜清心火，火清则阳不乘阴，兼治肺金，肺调则皮毛不泄，凉血地黄汤加桑皮、地骨皮、蝉蜕、百合、蒲黄治之。血虚火甚者，当归六黄汤治之。气虚血少者，当归补血汤加桑皮、地骨皮、丹皮、蝉蜕、棕灰、黄芩、秦皮治之。外用石灰散扑之，仿仲景汗出不止，用温粉扑法之意也，或用桃花散扑之亦可。

皮毛者，肺之合也。汗出皮毛，故汗血宜治肺金，以敛皮毛，人参清肺汤加蒲黄最宜。血者，肝之所司也。肝火亢烈，逼血妄行，宜当归芦荟丸从内以攻治之。喻嘉言治女子经血闭而周身汗出者，谓是阴分之热泄出阳分，用此方破经血，即以苦坚止汗。汗血同源，若肝火亢甚而汗血者，借用此方尤为合法。

胃火亢甚亦能汗血，以胃主肌肉，热蒸肌肉，故令汗血，宜竹叶石膏汤加蒲黄、蝉蜕、丹皮、全皮治之，犀角地黄汤亦治之。

总论曰，汗者阳分之水，血者阴分之液，阴与阳原无间隔，血与水本不相离，故汗出过多则伤血，下后亡津液则伤血，热结膀胱则下血，是水病而不离乎血者也。吐血、咳血必兼痰饮，血虚则口渴而津液不生，失血家往往水肿，瘀血化水亦发为肿，是血病而不离乎水者也。故衄血家不可再发汗，以血病则阴液既虚，不可发汗再伤气分之水，以致阳分之液亦虚也。又先水肿再吐血者，不治，以水病不可重伤其血也。观小柴胡调津液而即治热入血室，观桃仁承气破血结而即治小便不利，皆是治水即以治血，治血即以治水。盖在下焦，则血海、膀胱同居一地；在上焦，则肺主水道，心主血脉；在躯壳外，则汗出皮毛，血循经脉，一阴一阳皆相联属，吾于水火血气论已详言之。人必深知此理，而后知治血理气，调阴和阳之法，可以左右逢源。

血　箭

从毛孔中流出一条血来，有似箭之射出，故名血箭。由心肺火盛，逼血从毛孔中出。治宜清心火以除血出之源，凉血地黄汤加蒲黄。又宜泻肺火以敛皮毛之气，使毛孔不渗泻，则血自止，泻白散加生地、蝉蜕、百合、五倍子、黄芩、蒲黄、杏仁、白及。心肺兼治，宜用生地黄散。

血出过多，昏愦不省人事者，与吐衄血脱气散无异，宜独参汤加附片、蒲黄，当归补血汤、十全大补汤皆可择用。

外治法：水调桃花散敷血孔则血止，或用京墨磨醋搽，或用石灰散干糁，花蕊石散糁均效。

血　痣

血痣初起，其形如痣，渐大如豆，触破时长流血水，此由肝经怒火郁血凝聚而成，内服丹栀逍遥散及凉血地黄汤。

触破流血者，用花蕊石散糁之，血止后用田螺散枯其本痣，另用生肌药收口。未触破、未流血者，古无治法，吾拟用虻虫为末，姜醋调搽，郁金、三棱磨醋搽，真琥珀擦热，每日数次，内服之药如上。

血 瘙

癣疥血点，血疙瘩，一切皮肉赤痒，名色不一，今统称之曰血瘙，皆由血为风火所扰。火甚则起点，起疙瘩；风甚则生虫，生痒。火甚赤痛者，凉血地黄汤加荆芥、蝉蜕、红花、杏仁治之；风甚作痒者，和血消风散治之。知血瘙之病，则凡一切火游丹、漆疮、风丹，诸治法总不外是，兼热者色白或流黄水，照上二方加苍术、赤苓。兼寒者或青黯硬肿，加桂尖。

外用银花、陈艾、川椒、食盐煎水洗。另搽大枫丹，油调最妙。

疮 血

疮者，血所凝结而成者也，或是寒凝，或是热结，或是风肿，或是湿郁，总是凝聚其血而成。初起总宜散血，血散则寒、热、风、湿均无遗留之迹矣。其继则调脓化毒，此即吐脓条内所言瘀血化脓之义。治宜托里，使气达疮。所以蒸血成脓，盖疮之成由于血结，脓之成亦由血化，血何以能化成脓，得气之蒸而腐化成脓也。气即是水，吾已论之屡矣。惟其气即是水，故血随气化亦变为水，不名为水而名脓，以其由血所化，较水更浓耳。毒既化脓，自不内攻，方其未溃，气虚者难于蒸化，及其既化，虽气实者亦随脓渗泄，而转为气虚矣。法宜固元以大补其气。此与本书内证原不干涉，然同是血病，故兼论之，以互相发明。盖气迫血，则逆而为吐衄；血滞气，则凝而为疮疽。气迫血者，宜破气以和血；血滞气者，宜破血以和气。故吐衄宜补血，血旺则气平；诸疮宜补气，气旺则血行也。至于既穿溃后，则躯壳已有破损，与壅闭之证迥别。试看针功，刺期门泻汗，刺肺俞泻气，以一针之孔尚能大泻脏气，况溃脓之孔甚大，其能大泻内气可知矣。故凡溃后宜大补元气，不似吐衄，乃气盛血虚，只宜滋血以平气，而不宜助气以动血也。然疮溃之余，亦有瘀热未清者，亦不得骤用温补。吐血之后，亦有元阳大虚者，又不得拘守清凉。故吐血家，审其血亡而气亦随亡，与阳气不能摄血者，十全、养荣、归脾、参附等汤亦所宜用。疮家溃后，固为必需之方，而亦有余毒未尽，诸上方又其所忌，医者不容执一。

诸疮内治，初起肿硬，总宜散血，仙方活命饮主之。恶寒无汗加麻黄，发热心烦加老连、石膏，大便燥结加大黄。疮肉顽梗黯滞，乃阴证结毒无气以发之也，加桂枝尖、生姜、大枣。疮内平塌不起，以及走散，恐毒内攻，加黄芪、大枣、生姜。盖血凝于气分之际，血行则气行，故以破血为主，是善调气之法也。若吐衄，则是气乘乎血分之内，气降则血降，当以破气为主。一内一外，反观自知。

诸疮调脓，宜以托里消毒散为主。盖血既凝而不化，则须补气以与之战，使蒸腾腐化，托令速溃。以疮乃血凝气分之病，惟恐气不足以化之，故宜补气而制血。若吐衄，则是气乘血分，惟恐气逆而血升，故宜平气以调血，与此不同。

诸疮既溃，属于虚损，宜固元以益气，内补黄芪汤主之。又审脓干者，其气虚，盖气既是水，气不足，故水少而干，且气既不足，则不能送脓外出，故留滞而结脓管，黄芪建中汤重加银花、赤豆芽、当归治之。若脓清者是血虚，脓为血所化，血少故脓清，当归补血汤主之，炙甘草汤加黄芪亦治之，养荣汤亦治之。

又曰，溃后属虚，然亦有瘀未化尽者，仍不得峻补以留毒，内服托里消毒散，外用乌金膏化之。此如失血虚中夹瘀，亦不得关门逐贼，溃久而仍有脓管者，尤宜用乌金膏化之。若徒生其口，内毒攻发，终不愈也。此如干血痨，内有干血，非去其干血而新血亦不能生，皆虚中夹实。治血则虚虚，补虚则实实，未易疗治，只得攻补兼施，以尽人事。

又曰，吐血止后，宜补血以调气，疮疽溃后，宜补气以生血。吐衄在血分，气实血虚也，疮疽在气分，血实气虚也。

外治之法：消肿宜远志膏，用远志酒煮捣敷，及金黄散。化腐去瘀宜巴豆炒黑研点，名乌金膏，田螺捻子亦佳。生肌宜乳香、没药为末，名海浮散，再加珍珠，化腐生肌散亦佳。

治疮之法，此不足以尽之，兹不过举外证以勘内证，明于诸疮之血，而吐衄之血乃愈明。

创 血

刀伤出血与吐衄不同，刀伤乃平人被伤出血，既无偏阴偏阳之病，故一味止血为要，止得一分血，则保得一分命。其止血亦不分阴阳，有以凉药敷上而血止者，桃花散是也；有以热药敷上而血止者，黑姜灰是也。不似吐衄出于偏阴偏阳之病气，故吐衄家止血，必以治病气为主，病气退，斯吐衄亦退，与刀伤迥不同也。然刀伤二、三日后，则亦与吐衄略同，有瘀血肿痛者宜消瘀血，刀口敷花蕊石散，肿处用乳香、没药、麝香、三七、葱白捣敷。瘀血消散则痛肿自除，内服黎洞丸治之。

刀伤去血过多，伤其阴分，证见心烦、发热、口渴，法宜补气以生血，血足津生则不渴矣，圣愈汤加枣仁、花粉、儿茶、乳香、没药、甘草。此在吐衄，则宜补血而抑气，以内证系血分之气，不可使气乘血也。刀伤乃是气分之血，故宜补气以生血，气达患处乃能生肌，气充肌肤乃能行血，与治内证者不同。其有气虚不能统血，气寒不能生血者，则宜八珍、养荣、参附等汤以固气者固血，吐血家亦间用此等药物。然刀伤之血，在气分，皮肤尤卫气所统，破其皮肤，气先漏泄，故以补气为主。若内证吐血属阴分，血伤而气未伤，故以补血为主。医者须分别内外，而知其同中之异，异中之同，则得之矣。

客问刀伤何以善于冒风？答曰：人之所以卫外者，全赖卫气，卫气生于膀胱，达于三焦，外循肌肉，充于皮毛，如室之有壁，宅之有墙，外邪不得而入也。今既破其皮肉，是犹壁之有穴，墙之有窦，揖盗而招之入也。是以刀伤更易外感，病见发热头痛，牙关紧闭，吐痰抽掣，角弓反张，皆是卫气为病，所不同者，多一出血证而已。治法列后。

无汗者为风中挟寒，闭其皮毛，宜用小柴胡汤加荆芥、防风、紫苏。盖小柴胡乃治热入血室之方，凡外邪干血分者，小柴胡汤皆能疏理而和解之，加宣助卫气之药，则偏治卫气而主发汗矣。破伤风治法如是，即失血家虚人感伤，以及产后伤寒治法，皆可参知。若刀伤去血过多不可再发汗者，宜当归地黄汤，即四物汤加去风之药，以补血而驱邪也。失血家吐血过多与产后去血过多而复得感冒之症者，与此治法无异，皆宜先滋其血以助汗源，后宣其气以解外邪。

有汗者为风中挟热，沸出肌肉之间，法宜清散其热，当归芎黄汤加僵蚕、蝉蜕，若兼便结者加大黄治之。此即《伤寒论》发热汗出用白虎汤，燥结者用承气汤之意。医者得其意而变化之，自有许多法门。

夫刀伤，气分之血病也。故邪在表者，从气分以发之；邪在里者，从气分以夺之；邪在半表半里者，从气分以和之。兼用血药斡旋其间，血调而气亦调，气调而血愈治矣。若失血家乃血中之气病也，故有感冒则但取调血，而兼用气分之药以斡旋之，与此同而不同。

凡是刀伤冒风，宜僵蚕、蝉蜕捣和葱白敷之，力能拔风消肿，神效。

刀伤溃烂与疮同治，此即吐脓条内，所谓瘀血变化成脓之说也。血凝不散为气所蒸，则化而成脓。血者阴也，气者阳也，阴从阳化，故脓似水。以气之所化，即为水也，而又非水者，则以其为血所化，仍不失血之本质，故稠浊似水，实则水与血交并而成形者也。故凡去脓之药，即是去水之药，而提脓之药，又即是干水之药。内服八珍汤加苡仁、木通，六君子汤加当归、赤豆芽治之。外敷化腐生肌散，提脓加龙骨，生肌加珍珠。

此举刀伤之血，与吐衄之血较论其义，务期血证互勘而明。其于刀伤治法固未详也，然其理已具，识者鉴之。

跌打血

跌打折伤一切，虽非失血之正病，而其伤损血脉，与失血之理固有可参，因并论之。凡跌打已破皮出血者，与刀伤治法无异，外用花蕊石散敷之，内服化腐生肌散，血止瘀去而愈。如流血不止者，恐其血泻尽则气散而死。去血过多，心神不附，则烦躁而死，宜用当归补血汤加枣仁、人参、朱砂、白蜡、茯神、甘草治之，外用人参为末，珍珠、血竭、象皮末糁之。如亡血过多，烦躁口渴，发热头晕等证，宜大补其血，圣愈汤加枣仁、麦冬、柴胡、花粉、丹皮、朱砂，或用独参汤亦可。此条可悟失血过多阴虚发渴之理。凡跌打未破皮者，其血坏损，伤其肌肉则肿痛，伤其肋骨则折碎，在腰胁间则滞痛。伤重者制命不治，不制命者，凡是疼痛皆瘀血凝滞之故也。无论接骨逐瘀，总以黎洞丸去大黄加续断、脆蛇治之。外用自然铜、官桂、没药、乳香、桂枝、大黄、斑蝥、䗪虫酒调敷之自效。若是已伤之血流注结滞，着而不去者，须逐去之，否则或发为吐血，或酿作痈脓，反为难治，宜当归导赤汤下之。若已发吐血，便从吐血法治之。若已发痈脓，便从痈脓法治之。

跌打最危险者，则有血攻心肺之症。血攻心者，心痛欲死，或心烦乱，或昏迷不醒人事，归芎散加乳香、没药治之，失笑散亦治之。此与产妇血攻心、血迷心治法略同。血攻肺者，面黑胸胀，发喘作渴，乃气虚血乘肺也。妇科治产后气虚，瘀血入肺，面如茄色，急用参苏饮救之，《金鉴》载跌打血乘肺者亦用此方。所谓乘肺，非第乘肺之气分而已，乃是血干肺脏之危候。肺为清虚之府，其气能下行以制节诸脏，则气顺而血自宁，其气不顺则血干气分而为吐衄。今其血直干肺脏，较之干气分者为更危殆，急用人参以补肺，肺得补则节制行而气下降，使血亦随气而下，再用苏木以行血，血气顺行，或可救于万一。夫如此危候，仍不外清金保肺以助其制节，则凡一切血症，其当清金保肺以助其制节，举可知矣。第肺虚而制节不行者，则宜人参以保肺；肺实而制节不行者，则宜葶苈以泻肺；肺寒而制节不行者，则宜姜、半以温肺；肺热而制节不行者，则宜知、芩以清肺。一切血证，治肺之法，均可从此隅反。

跌打后有作呕者，以损伤之人受惊发怒，肝气无有不动者也。肝木伤肺，是以发呕，小柴胡汤加丹皮、青皮、桃仁治之。

跌打后有咳衄喘逆者，乃血蕴于气分之中，宜十味参苏饮以疏发其气，气散则血散，与内伤咳衄者不同。内伤咳血是气蕴于血分之中，若发其气，愈鼓动其血而不宁矣，故以清理其血为主，二者须对看。

内有瘀血则发渴，血虚亦发渴。有瘀血者，身痛便结，玉烛散治之。血虚发渴者，心烦不寐，盗汗身热，竹叶石膏汤加生地治之。凡失血发渴者，可以类推。

跌打损伤既愈之后，有遇节候，或逢阴雨或逢湿热，伤处每作疼痛，甚则作寒作热，此乃瘀血着而未去，留伏经络之间，不遇天气节候，其身中运行之气，习惯而不相惊，一遇天气节候蒸动，则不能安然内伏，故作痛也。宜小调经汤、小温经汤、通脉四逆汤随其上下内外，以分治之。

血证论

四卷

四川彭县容川唐宗海 著

便　血

大肠者，传导之官，化物出焉。谓大肠下脾胃之化物，为中宫作传导之官，故呼为地道，乃宫中之出路也。其经与肺相表里，肺为清金，大肠即为燥金。在五行本属一家，故诊脉者，可于肺部诊大肠焉。大肠之所以能传送者，全赖于气。气者肺之所主，不独大肠赖肺气之传送，即小便亦赖肺气以化行，此乃肺金制节之能事。而大肠之气化，金道又与之合，故治病者多治肺也。大肠位居下部，又系肾之所司，《内经》云：肾开窍于二阴。又曰：肾为胃关。故必肾阴充足，则大肠腴润。厥阴肝脉又绕后阴，肠与胞室又并域而居，故肝经与肠亦相干涉。是以大肠之病，有由中气虚陷，湿热下注者；有由肺经遗热，传于大肠者；有由肾经阴虚，不能润肠者；有由肝经血热，渗漏入肠者，乃大肠与各脏相连之义也。但病所由来，则自各脏而生，至病已在肠，则不能复还各脏。必先治肠以去其标，后治各脏以清其源，故病愈而永不发矣。

一先血后便为近血，谓其血即聚于大肠，去肛门近，故曰近血。此有两等证治：一为脏毒下血，一为肠风下血。

脏毒者，肛门肿硬，疼痛流血，与痔漏相似。仲景用赤豆当归散主之，取赤豆芽以疏郁，取当归以和血。赤豆性能利湿，发芽赤色，则入血分，以为排解之用；当归润滑养血，以滋大肠，则不秘结。仲景略示其端，以为治脏毒者，必须利湿热，和血脉也，非谓此二药外，别无治脏毒之法。吾即此药引而伸之，若大肿大痛，大便不通者，宜解毒汤。取防风、枳壳等疏理其气，即赤豆芽义也；取大黄、赤芍等滑利其血，即仲景用当归之义也。若大便不结，肿痛不甚者，不须重剂，用四物汤加地榆、荆芥、槐角、丹皮、黄芩、土茯苓、地肤子、苡仁、槟榔治之。四物汤即仲景用当归养血之义，所加诸药，即仲景用赤豆芽以疏利湿热而解血郁也。仲景但用养血疏郁，今恐湿热难解，故兼用清药。欲止血者，兼服石灰散亦可。

脏毒久不愈者，必治肝胃。血者肝所司，肠者胃之关，胃若不输湿热于肠，从何而结为脏毒哉？肝之血分如无风火，则亦不迫结肛门矣。治胃宜清胃散加银花、土茯苓、防己、黄柏、苡仁、车前子升清降浊，使阳明之湿热不再下注，则脏毒自愈。治肝者宜龙胆泻肝汤、逍遥散。

又有肺经遗热传于大肠而久不愈者，必见寸脉浮数洪涩。口渴溺黄，咳逆等病。方用人参清肺汤，取乌梅、粟壳酸涩之品，以收敛肺气，而余药安肺，肺自不遗热与肠矣。若去此二味，而用薄荷、桔梗以代之，则又义取解散，在人变化耳。

肠风者，肛门不肿痛，而但下血耳。脏毒下血多浊，肠风下血多清。仲景书无肠风之名，然《伤寒论》云：太阳病，以火攻之，不得汗，其人必躁，到经不解，必圊血。太阳病下之脉浮滑者，必下血。两条皆谓太阳外邪内陷而下血。又云：阳明病，下血谵语者，为热入血室。《厥阴篇》云：若厥而呕，胸胁烦满者，其后必便血。此即今所谓肠风下血之义。夫肠居下部，风从何而袭之哉？所以有风者，外则太阳风邪，传入阳明，协热而下血；内则厥阴肝木，虚热生风，风气煽动而血下。风为阳邪，久则变火，治火即是治风。凡治肠风下血，总以清火养血为主，火清血宁而风自熄矣。《寿世保元》用槐角丸统治之，而未明言其义。吾谓此方，荆、防治太阳阳明传入之风，乌梅、川芎治肝木内动之风，余药宁血清火，以成厥功，宜其得效。然而外风协热，宜得仲景葛根黄连黄芩汤之意，使内陷之邪，上升外达，不致下迫，斯止矣。治病之法，高者抑之，下者举之，吐衄所以必降气，下血所以必升举也。升举非第补中益气之谓，开提疏发，皆是升举，葛根黄连黄芩汤加荆芥、当归、柴胡、白芍、槐花、地榆、桔梗治之。若肝经风热内煽而下血者，必见胁腹胀满，口苦多怒，或兼寒热，宜泻青丸治之，逍遥散、小柴胡均可加减出入。谨按，肝风所以能下血者何也？肝主血，血室又居大肠膀胱之间，故热入血室，有小便下血之证，内有积血，有大便黑色之证。盖肝血上干，从浊道则吐，从清道则衄。肝血下渗，从清道则尿血，从浊道则下血。肝为风木之脏，而主藏血，风动血不得藏，而有肠风下血之症。上数方力足平之，或用济生乌梅丸亦妙，以乌梅敛肝风，以僵蚕息肝风，风平火熄，而血自宁矣。然肝风动血，宜得仲景白头翁汤之意，以清火消风较有力量，或四物汤合白头翁汤兼补其血。治风先治血，血行风自灭，此之谓也。如无白头翁，则择柴胡、青蒿、白薇代之，桑寄生得风气而生，代白头翁更佳。又曰肝经之横，以肺经不能平木故也，肺与大肠又相表里，借治肺经，亦隔治之一法。虚者人参清肺汤，实者人参泻肝汤。

凡肠风脏毒，下血过多，阴分亏损，久不愈者，肾经必虚，宜滋阴脏连丸启肾阴以达大肠最妙，六味丸加苁蓉、槐角皆宜。

一先便后血为远血，谓其血在胃中，去肛门远，故便后始下，因名远血，即古所谓阴结下血也，黄土汤主之。黄土名汤，明示此症系中宫不守，血无所摄而下也。佐以附子者，以阳气下陷，非此不能举之；使黄芩者，以血虚则生火，故用黄芩以清之。仲景此方，原主温暖中宫，所用黄芩乃以济附子之性，使不燥烈，免伤阴血。普明子谓此症必脉细无力，唇淡口和，四肢清冷，用理中汤加归、芍，或归脾汤、十全大补汤。时医多用补中益气汤以升提之，皆黄土汤之意，凡中土不能摄血者，数方可以随用。但仲景用温药，兼用清药，知血之所以不宁者，多是有火扰之。凡气实者则上干，气虚者则下陷。今医但用温补升提之药，虽得治气虚之法，而未得治血扰之法。予即仲景之意，分别言之。若阴虚火旺，壮火食气，脾阴虚而肺气燥，失其敛摄之制者，人参清肺汤治之。若肝经怒火，肺经忧郁，以致血不藏摄者，归脾汤加炒栀、麦冬、阿胶、五味，或用丹栀逍遥散加阿胶、桑寄生、地榆，此即黄土汤主用黄芩之义也。若系虚损不足，下血过多，脾气不固，肾气不强，面色萎黄，手足清厥，六脉微弱虚浮者，宜大补肝、脾、肾三经。人参养荣汤补脾，胶艾四物汤加巴戟、甘草补肝，断红丸补肾，此即黄土汤主用附子之义也。能从此扩而充之，自有许多变化，岂楮墨间所能尽者。

予按此证与妇人崩漏无异，女子崩中属虚陷，此病亦属虚陷。女子崩中属虚寒，而亦兼有虚热者；男子此证亦属虚寒，而亦兼有虚热者。盖女子之血有经，男子之血亦有经。同是离经之血下泄而出，故病情相类也。但所出之窍，各有不同。崩漏出前阴，故多治肝以和血室；便血出后阴，故兼治肺肾以固肠气。肾主下焦，主化气上升，肾足则气不下陷。肺与肠相表里，肺气敛则肠气自固。医者能知此理，而又参用女子崩中之法，可以尽其调治。

又按此证与吐衄同是血病，然一则其气上行，一则其气下行，故虚实治法，略有不同。

便脓

此证有二：一是内痈，一是痢疾。

一内痈在上、中焦者，其脓已溃，呕吐而出。在下焦者，或少腹痈、小肠痈、胁痈、肝痈，脓血均从大便泻出。初起时，其部分必隐隐刺痛胀满，脉沉滑数，甚则痛如刀锥。欲病此者，未有口不发渴，大凡血积均应发渴，痈初起血已凝聚，故应发渴。此时急夺其血，则不酿为脓，以免溃烂之险，用丹皮汤加乳香、没药、柴胡、荆芥、山甲治之。如血已化脓，便宜排脓，赤豆苡仁汤逐水即是排脓。溃后属虚，宜补养生肌，八珍汤主之。参看吐脓门自详。

客问积血何以变而成脓？答曰：血者阴之质也，随气运行，气盛则血充，气衰则血竭，气着则血滞，气升则血腾。故血之运气运之，即瘀血之行亦气之行。血瘀于经络脏腑之间，即无足能行，亦无门可出，惟赖气运之，使从油膜达肠胃，随大便而出，是气行而血自不留也。若气不运之，而反与相结，气为血所郁则痛，血为气所蒸则化为脓。今举外证比例，凡气盛者疮易托化，气虚者疮难托化。气即水也，气至则水至，故血从气化，则从其水之形而变为脓，刀伤粘水，亦从水而化脓。水即气之质，血从气化，有如此者，是故闪跌血积，得气化之，则肿处成脓，不得气化之，则肿处仍是血。以知血从气，气运血，凡治血者必调气，使气不为血之病，而为血之用，斯得之矣。

一痢症便脓者，其症里急后重，欲便不便，或白或赤，或赤白相半，或下痢垢浊，皆非脓而似脓者也。夫胃肠之中，除却糟粕，只微有脂膏水液而已。膏脂属血分，水液属气分，病气分则水混而为白痢，病血分则血扰而为赤痢，气血交病，则赤白相半。由何处酿成真脓而从大便泄出哉？有之，则毒聚肠胃，将肠胃膏脂血肉蒸化为脓。或下如烂瓜，或如屋漏水，此腐肠溃胃之危候，与痈疮之腐烂无异，此非寻常治痢之法所能克也。吾今借仲景之法证之，乃得有胆有识之术。仲景云：阳明病，脉数下不止，必协热而便脓血。少阴病，下痢便脓血者，可刺。厥阴病，脉数而渴者，必圊脓血，以有热故也。此虽无方，然曰可刺，曰有热故也。已示人泻湿清热之法。防风通圣散去麻黄、芒硝，加赤豆、防己，为表里泻实之大剂，地榆散为清热之通剂。仲景又曰：少阴病，下利便脓血者，桃花汤主之。此汤温涩，似与可刺、有热之说大相径庭，不知病久则热随脓血而泻，实变为虚，观痈脓溃后属虚损，则知便脓血久而属虚症。譬之天时，其初则酷暑流金，转瞬而凉飚振落，衣夏葛者，不得不换冬裘矣。况肠胃血液既化为脓，恐其滑脱，故主桃化汤温涩填补之。一服愈，余勿服者，仲景意谓此乃急时涩脱之法，止后便当涤除余病，无以涩伤气，无以燥伤阴也。盖脓血乃伤阴之病，故一时权宜，而少用干姜，后仍不可多服也。吾推其意，审其病后有虚热者，逍遥散、归脾汤加柴胡、山栀、寸冬、花粉，此祖桃花汤用糯米之意。审其病后有虚寒者，六君子加当归、炒干姜、白芍，或人参养荣汤皆可，此祖桃花汤用干姜之意。成无己注桃花汤，谓阳证内热，则溢出鲜血，阴证内寒，则下紫血如豚肝。是明以桃花汤为治阴证之方。惟即鲜血分阴阳，未能的确，盖色不足凭。凡痢证，须审脉微沉迟，手足厥冷，腹痛喜按，唇淡口和为阴证，附子理中汤加当归、白芍、木香，此乃补桃花汤所不逮者矣。消渴口热，胸腹胀满，坚实拒按为热证，则用三一承气汤，此乃可尽仲景有热可刺之能事矣。

至于寻常红白，则不须如此重剂。病在水分者，痢下白浊，此如暑雨不时，行潦汙涨，是湿甚而伤气也。审其脉数，身热口渴者为热湿，宜清利之，四逆散合猪苓汤去阿胶，再加厚朴、老连、枯芩、黄柏。审其脉沉弦迟，口不渴，手足清冷者为寒湿，胃苓汤加煨姜。有食积者，均再加麦芽、神曲、山楂、莱菔子。白痢之故，总是水不清之故，水即气也，吾于水火论已详言之。故调气即是治水，导水须于上源，调气以肺为主，是治肺乃清水之源，即是调气之本。细思此病发于秋时，秋乃肺金主气，金不清肃，是以水浊气滞而为痢。知此理，则知迫注者肺之肃，不通者金之收也。人参泻肺汤以导其滞，小柴胡加花粉、杏仁、枳壳、桑皮、茯苓、知母、桔梗以和之，人参清肺汤以收功。此乃专为治肺立法，示医者以法门，使知所从事，非临证必用此方也。且病无单见，未有肺病而余脏不病者，故临证时尚须变化。病在血分者，则痢下纯红，口渴便短，里急后重。脉滑大者，地榆散加酒军、枳壳、厚朴、前仁、泽泻。脉细数者，不必下之，但用原方。若血黯黑，脉迟，手足冷者，属虚寒，黄土汤治之。红痢之故，总是血分为病，血生于心火而下藏于肝，肝木内寄相火，血足则能济火，火平则能生血，如火太旺，则逼血妄行，故血痢多痛如刀锥，乃血痛也。肺金当秋，克制肝木，肝不得达，故郁结不解而失其疏泄之令，是以塞而不通，调肝则木火得疏泄，而血分自守。达木火之郁，宜小柴胡去半夏加当归、白芍，白头翁汤或四物汤加蒲黄、五灵脂、延胡索、黄柏、龙胆草、黄芩、柴胡、桑寄生。肝风不扇则火熄，钩藤、青蒿、白头翁、柴胡、桑寄生皆清风之品，僵蚕、蝉蜕亦能祛风。肝气不遏则血畅，香附、槟榔、橘核、青皮、沉香、牡蛎皆散利肝气之品，茯苓、胆草、秦皮、枯芩又清肝火之品，当归、生地、阿胶、白芍又滋肝血之品，桃仁、地榆、五灵脂、川芎又行肝血之品，知理肝之法，而治血痢无难。肝藏血，即一切血证一总不外理肝也。各书痢证门，无此论说，予从各书旁通会悟而出，实先从吾阴阳水火血气论得其原委。故此论精确，不似他书捉影。客曰：凡泻泄皆脾胃所主，痢亦泄泻之类，何以不主脾胃哉？答曰：渗泻、洞泻诚属脾胃，故《内经》曰：长夏善病洞泻寒中，以长夏为脾主气故也。痢发则多在秋天，而其情理脉证亦与洞泻不同，虽关于脾胃，而要以肝肺为主，乃得致病之源。

噤口者，下痢不食，是火热浊攻，胃气被伤而不开。各书俱遵丹溪，用石莲汤。《金鉴》谓内热盛，上冲心作呕噤口者，用大黄、黄连好酒煎服以攻之。按肠胃所以能食者，以胃有津液，清和润泽，是以思食。西洋医虽滞于迹，亦间有可信处，言谷入于胃，即有胃津注之，将谷浑化如糜，常探胃津搅饭，顷刻亦化为糜。据此论说，则胃之思食，全是胃津使然。试观犬欲得肉，则涎出于口，此涎即欲食之本也。人之胃津，其思食之情亦类乎此。今胃为邪热浊气所攻踞，其清和之津，尽化而为浊滞，下注于大肠则为痢，停聚胃中则拒不纳食。丹溪石莲汤虽知清火补胃，然石莲是莲米有黑壳者，今医用石莲子，不知何物，断不可用。即莲米性亦带涩，痢证宜滑以去着，涩乃所忌，且胃中浊滞，非洗涤变化不为功。此方虽寒热未差，然未能洗涤其滞，变化其浊，非起死回生之方也。清温败毒饮、竹叶石膏汤、人参白虎汤、麦冬养荣汤出入加减，庶可以洗胃变津，为开胃进食之良法。至呕不食，《金鉴》用二黄好酒，取其峻快以攻逆，然治逆洵为得法，而不知化生胃津，终未得进食之本也。吾意以为宜用大柴胡汤加石膏、花粉、人参，则攻逆生津，开胃进食，两面俱到，治噤口者，从无此论。吾今悟出切实之理，为斯人大声疾呼，海始欲以文章报国，今已自分不能，庶几发明此道，稍有补于斯民欤。

查对各书言痢证者，说法不一。张景岳主温，朱丹溪主凉，喻嘉言主发汗、利水，陈修园主寒热合治，皆有至理。景岳谓夏月贪凉，过食生冷，至秋伏阴内动，应时而为下痢，佐关煎治之。此即仲景下利不止，用四逆汤、桃花汤之意，乃虚寒治法，然必须有虚寒实据乃用此法。朱丹溪谓湿热蒸灼，气血为粘腻，用黄连解毒汤，是即仲景白头翁汤意也。此类最多，然必有热证之实据，乃用此法。喻嘉言谓宜从汗先解其外，外邪内陷而为痢，必用逆流挽舟之法，引其邪而出于外，人参败毒散主之。此即仲景协热下痢，用葛根黄连黄芩汤之意。第仲景升发邪气，兼清其热，而喻则辛温升散，未能两面俱到。即如仲景白头翁汤，亦取白头翁能升达其气，知开提疏发，为治下迫后重之良方。喻嘉言自以逆流挽舟独得其秘，而未能根柢仲景，是以得半遗全。吾拟用柴胡汤去半夏加花粉、当归、白芍、枳壳、粉葛，自谓升发清降，两得其治。喻氏又谓若邪热已奔迫大肠者，毋庸更从外解，急开支河，从小便而顺导之，《金匮》紫参汤、诃黎勒散主之。此即仲景利不止者，当利其小便之意。大清凉散药彻内外最有力。从高原导水，使不浸渍肠胃，拟用甘桔汤加桑皮、杏仁、枳壳、防己、木通、石膏、云苓、苡仁、柴胡、薄荷、生姜、白芍治之。斯于喻氏发表利水之法，或更有发明。陈修园谓此证有脏寒腑热，胃寒肠热之辨，仲景泻心汤择用如神。余谓寒热合病，必有寒热兼见之实证，不得笼统言之，而混用寒热杂方也。即如仲景乌梅丸所治之证，消渴，气上冲心，心中疼热，饥不欲食，此热证之实据也。食即吐蛔，下之痢不止，此寒证之实据也。惟其有此腑热脏寒之实据，故用乌梅丸，兼寒热治之。又如仲景生姜泻心汤所治之证云：心下痞硬，干噫食臭，此火证也；胁下有水气，腹中雷鸣，此水病也。惟其有此火在胃中，水在肠间之实据，故用生姜泻心汤治之。初头硬，大便后半溏者，此胃中有寒，肠中有热，陈修园拟用理中汤加大黄，此皆有寒热兼见之实据。医者辨证必如是之严，而后用药处方，不失铢黍。以上四家治法，合而用之而治痢不虞束手矣。

黄坤载曰：人之大便，所以不失其常者，以肺主传送，而肠不停，肝主疏泄，而肛不闭。宜用参、术以助肺之传送，用桂枝以助肝之疏泄，此黄氏论大便秘结之语也。吾从此语旁通之，而因得痢证之原。以知痢者，肺气传送太力，故暴注大肠，肝气郁而不疏，故肛门闭塞，欲便不便，而为逼胀。此从黄氏之论推求之，而痢证迫而不通之故，诚可识矣。第桂枝、参、术，与痢证不合。痢证肺气之奔迫，以其火热暴注也。故《伤寒论》饮食入胃，即下痢清水完谷者，乃肺之传送太急，热之至也，宜急下之。据此则治奔迫者，当以清火为主，人参清肺、泻肺二汤治之。肝气不得疏泄，亦由木郁为火，结而不畅，桂枝温木，是益其火，得毋虑不戢自焚乎。观仲景白头翁汤用秦皮、白头翁以凉达肝木，四逆散里急后重者，加薤白以疏郁，则知助肝疏泄之法矣，当归芦荟丸、泻肝汤、丹栀逍遥散加减治之。至于和肝调肺，止奔迫，解郁闭，一方而肝肺并治者，自古无之。余拟用白头翁汤加石膏、知母、杏仁、桔梗、枳壳、槟榔、柴胡、麦芽、当归、白芍、甘草治之。轻剂则用小柴胡加归、芍、杏仁、桔梗、枳壳、槟榔、麦芽、花粉调和肺肝，则肺气不迫注，肝气得开利矣。又或肝气欲泄而下注，肺气欲收而不开，故痢多发于秋。秋金肺气闭而不开，肝气决裂而不遏，是以迫痛，此又从黄氏之义，另翻一解，而各书均不载者也。治宜甘桔汤加白芍，以桔梗开提肺气，以白芍平治肝木。本此意以为加减，则鳖甲、龙胆草、青皮、秦皮、芦荟皆平肝之药；当归、生地、桃仁、五灵脂、延胡索皆治肝经血分之药；黄芩、麦门冬、桑皮、知母皆清肺之药；枳壳、贝母、杏仁、陈皮皆肺经调气之药。随宜致用，变化在人，乌有不治之痢哉。

调血则便脓自愈，调气则后重自除，此二语为千古治痢之定法，而亦相沿治痢之套法耳。盖泛言调血，则归、芍、地榆用尽而不效，泛言调气，而陈皮、木香多服而无功。不知木香、陈皮乃调脾气之药，痢虽脾病，而其所以逼迫者，肝肺之咎也，知调肝肺，则善调气矣。血乃血海所总司，血海居大肠之间，故痢症脐下极痛者，必有脓血，痛不甚者无脓血，以脐下血海之血痛故也，知理血海，则善治血矣。

普明子谓痢证多兼食积，宜用枳壳、厚朴、大黄，轻则用山楂、神曲、莱菔子、麦芽，此论最浅而中肯。

久痢不止，肺气下泄，则魄随之陷，而魄脱则死。肺藏魄，治宜调补肺气，人参清肺汤以固之。如寒滑者，桃花汤治之。仲景诃黎勒散即是清肺固脱之方。四神丸、乌梅丸皆是桃花汤之义。方难尽举，升提固涩，总须分寒热用药，斯无差爽。

休息痢者，止而复作，乃固涩太早，留邪在内，故时复发作。治宜按上治痢之法，视何经见证，则用何经之药，以消除其邪，伏邪既去而痢自不作。如羊脂、白蜜、黄连末服，不过取滑去着，寒去火之义。尤未若视其邪所发见之情，而分经用药，更为对证。

又补论曰，凡噤口痢，上噤下痢，法宜和中，此与霍乱对看自明。霍乱上吐下泻，必以和中而愈，则知噤口痢，上噤下痢，亦必以和中而愈。第霍乱是中寒而发，为上下俱脱之证，法主理中汤以温之。噤口痢上闭下滞，其为中热可知，热结于中，上下不开，和中之法，宜反理中汤诸药，以寒凉治之，生姜泻心汤去干姜为宜，人参白虎汤亦佳。

尿　血

膀胱与血室并域而居，热入血室则蓄血，热结膀胱则尿血。尿乃水分之病，而亦干动血分者，以与血室并居，故相连累也。其致病之由，则有内外二因。

一外因，乃太阳、阳明传经之热结于下焦。其证身有寒热，口渴腹满，小便不利，溺血疼痛，宜仲景桃仁承气汤治之，小柴胡汤加桃仁、丹皮、牛膝亦治之。

一内因，乃心经遗热于小肠，肝经遗热于血室。其证淋秘割痛，小便点滴不通者呼赤淋，治宜清热。治心经遗热，虚烦不眠，或昏睡不醒，或舌咽作痛，或怔忡懊侬，宜导赤饮加炒栀、连翘、丹皮、牛膝。治肝经遗热，其证少腹满，胁肋刺痛、口苦耳聋，或则寒热往来，宜龙胆泻肝汤加桃仁、丹皮、牛膝、郁金。

尿血治心与肝而不愈者，当兼治其肺。肺为水之上源，金清则水清，水宁则血宁。盖此证原是水病累血，故治水即是治血，人参泻肺汤去大黄加苦参治之，清燥救肺汤加藕节、蒲黄亦治之。

以上结热之证，其血溺出，皆有淋滴不通之象，乃尿血之实证也。此外又有虚证，溺出鲜血，如尿长流，绝无滞碍者，但当清热滋虚，兼用止血之药，无庸再行降利矣。盖前阴有二窍：一为水窍，一为血室之窍。血窍在女子，则为胎孕之门。血窍在男子，则为施精之路。故女子血室之血，能由此崩漏而下，男子血室之血，亦能由此走泄而出。是以血尿之虚证与女子崩漏之证无异，宜用四物汤加减治之。肝如郁火者，加丹皮、炒栀子、柴胡、阿胶、芥灰；心经血虚火旺者，加黄连、阿胶、血余；脾气虚寒不能摄血者，四肢清冷，脉微迟，面黯淡，加鱼鳔、黄芪、人参、艾叶、黑姜、甘草、五味治之；房劳伤肾，加鹿胶、海螵蛸、烧裆散治之。又有肺虚，不能制节其下，以致尿后渗血者，审系肺阴虚，则兼气逆、痰咳、口渴等证，人参清肺汤主之。若肺阳虚，不能治下，则必有遗溺足冷，水饮喘嗽之证，甘草干姜汤治之。

经　血

妇科已有专书，然男女血本同源，故并论之。经云：女子二七而天癸至，任脉通，太冲脉盛，月事以时下，故能有子。天癸者，谓先天肾中之动气，化生癸水。至者，谓至于胞中也。水为阳气所化，阳倡而阴必随之。血者阴也，冲任主之，故应癸水，而即输血于胞中。血之应水而下，是谓以阴从阳，有如妻之从夫。冲任两脉，皆起胞中，上属阳明，阳明乃后天水谷之海，居中宫冲戊土。

化气取汁，变赤为血，随冲任两脉以下合癸水，是谓戊与癸合，男女皆然。男子主气，故血从水化而为精；女子主血，故血从水化而为经。血是男子之精，水中有血，女子之经，血中有水，故行经前后俱有水浆可验。夫此水乃肾中冲阳之气所生，气亢则水竭，而血不濡，热证于是乎生矣。气寒则水冷，而血不运，寒证于是乎生矣。故凡调血，先须调水，调水即是调气。气生于肾，而主于肺。血生于胃，而藏于肝，以血海为肝之部分。肺金司气之制节，又为水之上源，调血调水，人当知所从事矣。故或调气中之水以滋血，或调血中之气而利水，是女子调经之法，即凡为血证之治法，学者宜鉴观之。

血热者，水之不足也，因见行经趱前，发热口渴诸证。四物汤加天冬、麦冬、黄芩、花粉、柴胡、阿胶、牛膝等药以滋水者濡血，或用六味地黄汤以滋肺肾，亦能启水之源，此以滋水为养血之法也。血寒者，水不温也，因见经水后期，黯淡清冷之状，以及凝滞疼痛兼作。四物汤加茯苓、甘草、桂枝、黑姜、附子等药，以温水者行气，气行则血行也。血虚者，行经太少，以及干枯淡薄，诸虚证犹杂出难言。审系肾中天癸之水不足者，必骨热气逆，足痿脉数，子宫干涩，经血前后均无浆水，宜左归饮加菟丝、龟版、阿胶、麦冬、五味、苁蓉，以滋天癸之水。审系胃虚，阳明冲任之血不足者，经水必淡，只有水浆，而少鲜血，宜炙甘草汤、养荣汤酌而用之，以补生血之源，而血虚可治矣。

血滞者，瘀血阻滞，因见身疼腹胀，寒热带漏，散经闭经诸证，总是瘀血阻滞其气。若无瘀血，则经自流通，安行无恙，何缘而错杂变乱哉。凡此之类，故总以去瘀为要，四物汤加元胡、桃仁、香附、乳香、没药主之。有热加黄芩、黄连；有寒加干姜、附片。王清任血府逐瘀汤、膈下逐瘀汤皆宜。瘀血之甚者，非仲景土瓜根、下瘀血等汤不治，另详瘀血门。

总而论之，血气二者，原不相离，血中有气，气即是水，吾于本条及水火气血论已详言之。知此，则知瘀血阻滞者，乃血阻其气，是血之咎，故破散其血而气自流通，桃仁、丹皮、五灵脂等在所必用。血分有热者，乃气分之水不足以濡血，故令血热，用栀、芩等以泻火，泻火即是滋水也。血分有寒者，乃气分之水，水凝湿滞而不化，故濡滞不流通也。吴茱萸、细辛、桂枝、艾叶以温水者温血，水温则气和，气和则血和。观此，可知男子瘀血，热结寒凝，治法与此皆无异矣。观于生天癸以生血之法，则知男子滋肾养血之法；观于补阳明以补血之原，则知男子补血之原矣；观于滋肺以养血之法，则知男子生津以养血之法。以至血热而水凝为痰，血虚而水溢为汗，同类异情，无不毕见。

崩　带

妇人面色青黄，肢体消瘦，心战腰酸，时下浊物，其物黄、赤、青、白、黯黑并下，是带脉之血伤损而成，故名曰带证。古法又分白浊一条，谓带下是带脉为病，其色汙杂。

白浊则是心、脾、肾三经为病，其色纯白，而所用之方，仍相仿佛，其实同一病也，皆是带脉为病。吾谓指明曰：白浊五带，所下似血非血，乃胞中之水也。此水清则为天癸，以济经血，前论详矣。此水浊则为白浊，为五带。水浊而血因以浊矣，盖带脉下系胞宫，中束人身，居身之中央，属于脾经。脾经土气冲和，则带脉宁洁，而胞中之水清和，是以行经三日后即有胞水。黄明如金，是肾中天癸之水，得带脉脾土之制，而见黄润之色，乃种子之的候，无病之月信也。若脾土失其冲和，不能制水，带脉受伤，注于胞中，因发带证，白浊汙杂，治宜和脾以利水，治脾即是治带，治带即治水也。观肾着汤，用白术治腰痛如带五千钱者，肾着名汤，明言是肾中水邪着于带脉，故从脾治之，以土治水，而带脉自愈矣。即此可知女子带证是水不清，浊证仍是水不清，不必强分，总以和脾利水为主，胃苓汤主之。夹热者去桂枝加黄芩、黄连、黄柏，夹寒者加细辛、吴萸。夫脾土郁蒸，湿气腐化，变生五带，赤白汙浊，理脾解郁，宜逍遥散加防己、木通主之。热加丹皮、栀子、黄柏，寒加台乌、艾叶、砂仁。以上所论虽未尽带浊之治，然已得法门，学者推而广之，遇热证则硝、黄、甘遂未必非宜，遇寒证则参、术、芪、附尤所必用，以及寒热错杂，皆可随证制方。有纸笔不能尽传者，在医师之自悟也。

崩漏者，非经期而下血之谓也。少者名曰漏下，多则名为血崩，行经而去血过多，如水之流不能止者，亦是血崩，古名崩中。谓血乃中州脾土所统摄，脾不摄血，是以崩溃，名曰崩中，示人治崩必治中州也。月经名曰信水，以五行惟土主信，土旺则月水有信，土虚则失信而漏下，甚则崩中矣。治法总以治脾为主，或劳倦伤脾，或思虑、饥饱伤脾，脾虚不摄，宜用归脾汤加艾叶、阿胶、灶心土。大虚者，宜十全大补汤加阿胶、续断、升麻、炮姜、枣仁、山萸肉，再用鱼肚、鹿角霜、莲米、姜、盐炖食以调养之。黄芪、糯米、当归煎服，亦大补气血。六君子、养荣汤、炙甘草汤皆脾经补益之药，可以加减用之。凡是崩中，此为正治。又有治肝以治脾之贼者，肝经怒火妄动，木郁克土，火扰而血不宁，其人善怒、头痛，口苦目眩，胁腹胀满，六脉弦数，与脾经虚寒之证显有不同，宜归脾汤加丹皮、栀子、柴胡、白芍、麦冬、五味子，补脾土，清肝火两面俱到，或用丹栀逍遥散加牡蛎、阿胶、蒲黄。

谨按，带漏虽是水病，而亦有夹瘀血者，以血阻气滞，因生带浊，小调经汤随寒热加减治之。崩中虽是血病，而实则因气虚也，气下陷则水随而泻，水为血之倡，气行则水行，水行则血行。宜服补气之药，以升其水，水升则血升矣，补中益气治之。

合崩带观之，一是水病，一是血病，女子男子皆有血与水之病，宜通观之。

产　血

妇人胎中有血衣以裹儿，血衣之下又有水衣以衬垫之。将产则胎水先破，水衣先下，然后血衣破而儿生，儿生之后血衣乃下。世谓水衣垫胎，水衣既行则其胎颠坠，是以儿出，此乃着迹之论，未得其所以然也。夫胎产之事乃关气化，岂犹什物之衬垫悬坠所可拟者。吾谓指出其理曰：天地之大，总是以阳统阴，人身之生，总是以气统血。气乃肾中水化之阳，故气着于物还复为水，吾是以有气即是水之论。妇人怀子，垫胎之水衣即气也，胎乃气载举之，气即是水，故水垫其胎，实则气载其血也。将产之时，水衣先行，气下行故水下行，水行实则气行也，气既下行则其胎血自随之而下。血之从气又如妻之从夫，岂有气行而血不行者哉。故胎之未生，气载之，胎之将产，气运之。知此，则知护胎者必调气，催生者必行气。而治一切血证皆宜治气，均可于此悟出。

将产之时，腰腹大痛者，以气欲行而血未行，血阻其气，而气必欲迫之使行，故令大痛。此必初胎初产之妇，血道新开，碍气之行，故其痛极甚，或数产之妇，内有瘀血阻滞其气，故令大痛。若壮妇身无瘀血，则将产时微痛而已，或微胀而已。盖其气行而血随之下，血道既是熟路，又无瘀血阻滞，何痛之有？其极痛而胎不下者，催生之法，总宜行血，不使阻滞其气，则气下而胎随以下，佛手散主之。交骨不开者，加败龟板及妇人油发烧灰，义总取于活血，血活则气通，胎顺而自生矣。

既产之后，身痛腰痛。恶血不尽，阻滞其气，故作痛也。盖离经之血，必须下行不留，斯气无阻滞，自不作痛，又能生长新血。若瘀血不去，则新血不生，且多痛楚，宜归芎失笑散及生化汤治之。夫产后百脉空虚，亟宜补血，而犹力主去瘀者，瘀血不去，则新血断无生理，吾于男女异同论已详言之。虽产后大虚仍以去瘀为急，去瘀正为生新计也。吐衄家须去瘀血，观此益信。

产后血晕，由血随气上，迷乱心神，故眼前生花，甚者闷绝口噤，神昏气冷。有下血过多而晕者属虚，但昏闷烦乱而已，法当补血，宜炙甘草汤及八珍汤加枣仁、龙骨、朱砂、丹皮。有下血少而晕者，乃恶露上抢于心，心下满急，神昏口噤，绝不知人，法当破血，宜当归、延胡索、血竭、没药、荆芥穗，京墨煅红，醋淬，童便引。血晕之证，吐衄家间亦有之，医者不可不知。

产后血崩，乃荣气空虚不能摄血归经，大剂归脾汤主之。如兼汗出气喘者，乃是血脱气散之危证，参附汤加阿胶、熟地、茯苓、甘草以救之。然又有怒气伤肝，肝气横决，血因不藏者，归脾汤加炒栀子、阿胶、艾叶、柴胡，逍遥散加阿胶、牡蛎、棕炭、炒栀、莲叶、香附皆宜。

败血干肺，口鼻黑色，面如茄色，或发鼻衄，乃气逆血升之危候，或则喘息，或咳逆欲死，总缘肺虚不能制节其下，是以下行之血得以上干，宜参苏饮主之。鼻衄加杏仁，喘咳加五味，吐衄家血干肺脏者亦与此同。

败血干心，心气闭塞，舌强不语，神昏谵语，如见鬼状，宜归芎失笑散加龙脑、朱砂、血竭、没药治之，牛膝散加枣仁、琥珀、熟地、人参皆宜。

败血干脾，则呕逆腹胀，不能饮食，生化汤加半夏、茯苓、枳壳、厚朴。如发为水肿，是血从水化而变为水，与血变为脓无异。既从水化则从水治之，五苓散加蒲黄、丹皮以利之。

总之，血以下行为顺，上行为逆。知产血上逆之为病，则愈知吐衄之血上逆为病也。但吐衄与产血，其病原不同，故治法亦异。此外尚有数证，乃产后多有之证，亦与吐衄义可参观，因连类及之，条列如下：

产后喘促，最危之候，因荣血暴竭，卫气无依，为血脱气散之证，宜参附汤饮之，四磨汤亦可。若因败血乘肺，气喘目黑，鼻起烟煤者，是为肺气将绝之证，参苏饮治之。二证，一是肾气虚脱而阳上越，一是肺气虚竭而血上乘。两方皆主人参，大生水津，水者气之母也，方主补气，故用人参以滋水，滋水即是补气。而阳上越者，佐附子以引之归根；血上干者，佐苏木以速之下降，诚产后救危之良方。男子血气脱绝之证，亦不能外此义也。

产后汗出，身微似汗者吉。盖产后血虚，微汗则气来就血，阳来和阴，汗者气分之水也，产后血不足而气有余，故微泄其气以与血配，最吉之兆。若阴虚于内，阳浮于外，濈濈汗出，是为自汗，与微汗有别，法宜补阴而引阳，圣愈汤加附子、五味、麦冬、龙骨治之。若大汗亡阳，其汗如水之流，乃元气脱散，气即水也，气脱故大汗，非大剂参附汤不能回阳。又有但头汗出，至颈而还者，乃血不得其和，气因郁而上蒸，故但头汗，仲景谓之郁冒，用小柴胡汤解之。盗汗阴虚者，当归六黄汤治之。此与吐衄家汗出诸证有相通处，宜参观之。

产后发热，因阴血暴伤，阳无所附，四物汤加炮姜，从阴引阳，为正治之法。若头痛恶寒而发热者属外感，不当作寻常伤寒治之，惟宜用四物汤加荆芥、柴胡、葱白，和血解表而愈。又有停食发热者，必见胀闷、嗳气、呕哕等证，异功散加山楂、神曲、麦芽、厚朴、生姜治之。若因瘀血壅滞而发热者，必见身腹等处刺痛之证，生化汤治之。若去血过多，烦躁口渴，面赤身热者，当归补血汤治之。若阴虚阳无所附，孤阳外越而发热者，急进参附汤救之。《金鉴》此条，于产后发热虚实之证略备，与男子亡血发热者，治法相同。但亡血是血上行，产后是血下行，一逆一顺，其间略有不同耳。

产后杂证犹多，所举数条，皆与吐血之证有互相发明者，其余不及备载，另有产科诸书可查。

又补论曰：产后气下泄，故多脱证。吐血气上逆，故少脱证。吐血之脱证皆宜降，产后之脱证则宜升，此绝不同。

血证论

五卷

四川彭县容川唐宗海 著

瘀　血

吐衄便漏，其血无不离经。凡系离经之血，与荣养周身之血已睽绝而不合。其已入胃中者，听其吐下可也。其在经脉中而未入于胃者，急宜用药消除，或化从小便出，或逐从大便出，务使不留，则无余邪为患。此血在身，不能加于好血，而反阻新血之化机，故凡血证总以去瘀为要。世谓血块为瘀，清血非瘀，黑色为瘀，鲜血非瘀，此论不确。盖血初离经，清血也，鲜血也，然既是离经之血，虽清血鲜血，亦是瘀血。离经既久，则其血变作紫血。譬如皮肤被杖，血初被伤，其色红肿，可知血初离经，仍是鲜血。被杖数日，色变青黑，可知离经既久，其血变作紫黑也。此血在经络之中虽已紫黑，仍是清血，非血块也，是以能随气运行，走入肠胃，吐下而出。设在经络之中，即是血块，如何能走入肠胃耶？至于血块，乃血入肠胃，停留片时，立即凝结。观宰割猪羊，滴血盆中，即时凝结，便可知矣。故凡吐衄，无论清凝鲜黑，总以去瘀为先。且既有瘀血，便有瘀血之证，医者按证治之，无庸畏阻。瘀血攻心，心痛头晕，神气昏迷，不省人事，无论产妇及吐衄家，有此证者乃为危候，急降其血，而保其心，用归芎失笑散加琥珀、朱砂、麝香治之，或归芎汤调血竭、乳香末亦佳。

瘀血乘肺，咳逆喘促，鼻起烟煤，口目黑色，用参苏饮保肺去瘀，此皆危急之候。凡吐血即时毙命者，多是瘀血乘肺，壅塞气道。肺虚气促者，此方最稳。若肺实气塞者，不须再补其肺，但去其瘀，使气不阻塞，斯得生矣。葶苈大枣汤加苏木、蒲黄、五灵脂、童便治之。

瘀血在经络脏腑之间，则周身作痛。以其堵塞气之往来，故滞碍而痛，所谓痛则不通也。佛手散加桃仁、红花、血竭、续断、秦艽、柴胡、竹茹、甘草，酒引，或用小柴胡加归、芍、丹皮、桃仁、荆芥，尤通治内外之瘀，方义较稳。

瘀血在上焦，或发脱不生，或骨膊胸膈顽硬刺痛，目不了了，通窍活血汤治之，小柴胡汤加归、芍、桃仁、红花、大蓟亦治之。

瘀血在中焦，则腹痛胁痛，腰脐间刺痛着滞，血府逐瘀汤治之，小柴胡汤加香附、姜黄、桃仁、大黄亦治之。

瘀血在下焦，则季胁、少腹胀满刺痛，大便黑色，失笑散加醋军、桃仁治之，膈下逐瘀汤亦稳。

瘀血在里则口渴，所以然者，血与气本不相离，内有瘀血，故气不得通，不能载水津上升，是以发渴，名曰血渴。瘀血去则不渴矣。四物汤加枣仁、丹皮、蒲黄、三七、花粉、云苓、枳壳、甘草，小柴胡汤加桃仁、丹皮、牛膝皆治之。温经汤以温药去瘀，乃能治积久之瘀，数方皆在酌宜而用。

瘀血在腠理，则荣卫不和，发热恶寒。腠理在半表半里之间，为气血往来之路，瘀血在此，伤荣气则恶寒，伤卫气则恶热，是以寒热如疟之状，小柴胡汤加桃仁、红花、当归、荆芥治之。

瘀血在肌肉，则翕翕发热，自汗盗汗。肌肉为阳明所主，以阳明之燥气而瘀血相蒸郁，故其证象白虎，犀角地黄汤加桃仁、红花治之，血府逐瘀汤加醋炒大黄亦可治之也。

瘀血在经络脏腑之间，则结为癥瘕。瘕者，或聚或散，气为血滞，则聚而成形，血随气散，则没而不见。方其既聚，宜以散气为解血之法，九气丸治之。在胸膈上者加桔梗、枳壳、瓜蒌、生姜、甘草；在右者加苏子、桑皮、陈皮；在左者加青皮、牡蛎、当归；在中焦大腹者加厚朴、枳壳、防己、白芍、甘草；在小腹下者加橘核、小茴、荔核、槟榔、川楝子、灵脂。气散则血随而散，自不至于结聚矣。至其既散之后，则又恐其复聚，宜以调血为和气之法。此时瘕气既散，处于血分之中，但一调血，则气自和，而不复聚矣。逍遥散加丹皮、香附治之，归脾汤加柴胡、郁金子亦治之。癥者，常聚不散，血多气少，气不胜血故不散，或纯是血质，或血中裹水，或血积既久亦能化为痰水，水即气也。癥之为病，总是气与血轇轕而成，须破血行气，以推除之，元恶大憝，万无姑容。即虚人久积，不便攻治者，亦宜攻补兼施，以求克敌。攻血质宜抵当汤、下瘀血汤、代抵当丸。攻痰水宜十枣汤。若水血兼攻，则宜大黄甘遂汤或秘方化气丸。外治法，贴观音救苦膏。

瘀血在经络脏腑之间，与气相战斗，则郁蒸腐化而变为脓，另详吐脓、便脓、疮脓门，兹不再赘。

瘀血在经络脏腑之间，被气火煎熬，则为干血。气者，肾中之阳，阴虚阳亢，则其气上合心火，是以气盛即是火盛。瘀血凝滞，为火气所熏则为干血，其证必见骨蒸痨热，肌肤甲错，皮起面屑，名为干血痨。病至此者，十治二三，仲景大黄䗪虫丸治之。盖既系干血，便与气化隔绝，非寻常行血之品所能治也，故用诸虫啮血之物，以消蚀干血。瘀血不去，新血且无生机，况是干血不去，则新血断无生理，故此时虽诸虚毕见，总以去干血为主也。如胆识不及，可以滋补之药送下此丸，亦调停之一术。

瘀血在经络脏腑之间，被风气变化，则生痨虫。气者，肾水之所化也，故气动即为湿。风者，肝阳之所生也，故风动即为热。湿蒸热煽，将瘀血变化为虫，是为痨虫。此犹之草腐为萤，谷飞为虫也。其辨法：面色乍赤乍白，乍青乍黄，唇口生疮，声嗄咽痒，烦梦不宁，遗精白浊，发焦舌燥，寒热盗汗，口出秽气，不知香味，喜见人过，常怀忿怒，梦见亡先，惊悸咳逆，或腹中有块，或脑后两边有小结核，或食豆而香；又用乳香熏其手背，帕覆手心，须臾毛长至寸许；每日平旦精神尚好，日午向后，四肢微热，面无颜色，皆是痨虫之候也，月华丸主之。多食鳗鱼肉，既有滋补，又善杀痨虫。或用鳗鱼骨烧黑，鳖甲炒为末，煎人参、当归、白芍、白薇汤送下，补虚杀虫，相辅而行。若专事杀虫，金蟾丸亦可间服，金线蛙烧服亦妙。黑猫杀取肝焙干为末，月初五更空心服，大能杀除痨虫，可代獭肝。獭爪为末酒下，痨虫居肺叶间，咯血声嘶者，皆能治之。

痨虫乃血化之虫，最为灵异，其人死后，虫为妖孽，传染家人，为传尸痨。杀三人者，其虫不治。传尸之证，与其所感之病人无异，《金鉴》谓宜服传尸将军丸，方载《丹溪心法》中。今查《丹溪心法》不载此方，然以将军名丸，其主用大黄可知。夫传尸虫孽袭染人身，亟宜除去，故主攻下，亦如仲景攻干血法，以免留邪为患也。此虫一传人身，便能聚积人身之血以为窠囊，食息生育，变化无穷，吾谓可用移尸灭怪汤，杀其虫而夺其血，斯无遗留之邪矣。

以上二证，大便不溏泻者尚可攻治，溏泻者不能任药，必死。

蓄　血

蓄血者，或伤寒传经之邪，或温疫时气之邪，传于血室之中，致周身之血皆为邪所招致而蓄聚胞中。小腹胀痛，其人或寒或热，昼日明了，夜则谵语，甚则发狂，呼叫打骂，《内经》所谓血在上喜忘，血在下如狂是也。癫犬咬伤，毒聚胞中，故令发狂，皆属蓄血之证。仲景抵当汤治之，桃仁承气汤亦治之。若胆识不及，可用膈下逐瘀汤加大黄。若血犹未结，但是热入血室，夜则谵语，用小柴胡汤加桃仁、丹皮治之。

血　臌

附血肿

血臌之证，胁满小腹胀满，身上有血丝缕，烦躁漱水，小便赤，大便黑，腹上青筋是也。医书俱云是妇人之病，唯喻嘉言谓男子恒有之。面色萎黄，有蟹爪纹路，脉虽虚极，而步履如故，多怒善忘，口燥便秘，胁胀腹痛，迨胀之既成，腹大如箕，遂不可救。东南最多，所以然者，东海饶鱼盐，鱼者甘美之味，多食令人热中。盐者咸苦之味，其性偏于走血。血为阴象，初与热合，不觉其病，日久月增，中焦冲和之气，亦渐为热矣，气热则结，而血不流矣。于是气居血中，血裹气外，一似妇人受孕者然，至弥月时，腹如抱瓮。推而言之，凡五方之膏粱厚味，椒姜桂糈，成热中者，皆其类也。治之之法，以六君子汤加干姜、川芎、防己为末，陈米、荷叶煎汤泛丸，白汤下，执中央以运四旁法也。

谨按喻氏之论，其言血臌之原，最为详确。惟所主之方，与气热则结而血不流之说未能吻合。盖六君子与所加之药，于治痰臌为宜，且须寒饮，方为切合。如论所谓，宜用清和理气之品，攻剂代抵当丸主之，和剂丹栀逍遥散加姜黄、香附治之。诸书皆用桃奴散或琥珀散治之。第两方用温药，亦血因寒凝之剂，与喻氏所论又有不同，医者审证择用可也。

又有石瘕肠覃，状如怀子，腹日以大，月事以时下者为肠覃，以寒客于肠外，气病而血不病也，宜橘核丸主之。月事不以时下者为石瘕，乃寒气客于子门，子门闭塞，恶血当下不下，衃以留止，故成石瘕，是气病而血亦病也。宜琥珀散、桃奴散治之，后服温经汤。

单腹胀者为血臌。若四肢皆胀，或先从四肢肿起，其色红者，谓之血肿。亦有不红者，血从水化而为水，故不红也。或得于吐衄之后，瘀血化水而肿。或得于妇人经水不行，血化为水而肿。既化为水，则兼治水，五皮饮加当归、白芍、蒲黄、丹皮、桃仁治之，或用干漆、雄黄，醋丸，麦芽汤下亦可。

又凡臓胀浮肿，俱要分阴证阳证。阴证脉沉涩弦紧，必有寒痰诸证，宜中满分消汤加桃仁。阳证脉数口渴，便短气逆等证，宜小柴胡汤加知母、石膏、防己、丹皮、桃仁、猪苓、茯苓、车前子治之。另详六卷肿胀门。

经闭

妇女经闭有四：一寒证，一热证，一实证，一虚证。

寒闭者，积冷结气，经水断绝。至有历年，胞门为寒所伤，经络凝坚，阴中掣痛，少腹恶寒，上引腰脊，绕脐寒疝；或瘀血不行，留为石瘕，皆霜凝冰结之象也。用温经汤主之，或用温药下之，附子理中汤加当归、桃仁、大黄、细辛、牛膝、肉桂，生化汤下之尤稳。经通之后，再服肾气丸收功。

热证者，胞为血室，血室为肝之所司，肝火横逆，从胞脉上迫于心肺。心肺之气，不得下通，则发寒热，头晕耳鸣，烦躁多怒，咳逆气上。治宜平其肝火，使肺气得下降，心血得下注，斯经通矣。当归芦荟丸加桃仁以攻之，丹栀逍遥散加桃仁以和之。又曰：冲任两脉起于胞中，上属阳明，若胞中火逆，随冲任两脉上冲，头晕颊赤，咽喉不利，发热口渴，咳逆喘息，此乃胞气上逆，合于阳明之气，而为躁动之证。法宜从阳明以折冲逆，使火下降，斯经通矣，玉烛散治之。如脾胃素虚，不便攻治者，玉女煎加桃仁、丹皮治之。《金匮》麦门冬汤尤能逆折冲气。数方皆从阳明降气，使气下达胞中，则经自通。又有从肾中引气下行，以通经之法，用六味地黄汤加知、柏、牛膝、前仁，此又引冲气下行隔治之法。

实证经闭者，妇人少腹如敦状，小便微难而不渴，此为水与血结在血室也，大黄甘遂汤主之。又仲景曰：妇人伤寒中风，经水适断，胸胁满，如结胸之状，谵语者，此为热入血室也，小柴胡汤主之。妇人经闭，藏坚癖不止者，中有干血，湿热腐变，化出白物，矾石末纳入阴户。吾谓可用土瓜根汤加黄柏、防己治之。又或小腹结痛，大便黑色，小便不利，明知血欲行而不肯利下，宜抵当汤主之，时方可用膈下逐瘀汤。

虚证经闭者，或因失血过多，面与爪甲之色俱浅淡黄白。血既从上而脱，更何从再注胞中，以为经水哉。治法宜止其吐衄之血，使其下行，再补其虚，则血生而气顺，下注胞中，斯经得通矣。四物汤加牛膝、枳壳、降香、郁金、血余、童便、茯苓、甘草、阿胶。或因过淫精竭，肾中天癸之水不至胞中，则不能引动冲脉之血，是为阳不倡阴，水不化血，宜滋补其水，以益天癸，左归饮主之，三才汤亦主之。或因生产过多，伤血血枯，圣愈汤主之。或室女血枯，名为童痨。室女正当血盛之时，而乃经少血枯，以致骨蒸肌热，面色枯白，两颧发赤，懒于饮食，皮干消瘦，咳嗽喘息，此宜大滋其血之化源，使血骤生，而诸病乃退，炙甘草汤主之。又或妇人女子，不得隐曲，心念不遂，脾气抑郁，以致胃病，不思饮食，倦怠少神，怔忡健忘，脾不化汁，心不化赤，是血虚而无经水。血虚则生内热，肌肉干瘦，如风之消物，故又名风消，其证难治，宜归脾汤主之。

血虚则火盛无制，心乘肺金，金气不行，不能运布，水津留于胸中，津液尽化为痰，咳嗽不已，日久成痨，经所谓传为息贲，则不能治，谓喘息也。都气丸加人参、麦冬、枣仁、五味子、钟乳石治之，天王补心丹亦治之，保和丸、清燥救肺汤皆可借治息贲，叶氏养胃汤加熟地、五味、云苓亦佳。

经血原委，已于四卷详言之，兹特就经闭大略，出其证治，化裁通变之用，则存乎其人而已。

末段所论生血之法，男女略同，治血证者须切究之。

胎气

妇人以血养胎，血或不足，或不和，于是有胎气诸证，此与本书血证不涉，然亦血分中事，不类而类，因并论以启人之悟。

孕妇胎中，只有水血二者而已。水即是气，故生产时，水衣先至，后下血衣，行经时亦先下浆水，后下鲜血。水者气之所化，气属阳，血属阴，水先乎血，是为阳先乎阴也。故行经也，必天癸之水，至于胞中，而后冲任之血应之，亦至胞中，于是月事乃下。其受胎也，亦必天癸先交，而冲血后聚，故不曰男女媾血，而曰男女媾精。精者，水与血混合之名也，既成胎后，肾中之阳气，则化水以养胎，胃中之水谷，则取汁化血，从冲任两脉下注胞中以养胎。胎中水足，则血不燥，胎中血足，则气不亢。水血调合，则胎孕无病，所以有病者，皆水与血不和之故。胎病多端，吾且斩断葛藤，但就水血二者立法，可以通一毕万矣。

恶阻者何也？胎中之水火，上逆入胃故也。冲任乃胞脉，皆上属于阳明，阳明之气，下行为顺，今因有胎，子宫收闭，冲气不得下泄，转而上逆，挟胞中之水，以干胃土，则为痰水上溢，因而呕吐。治宜调胃利痰，二陈汤加枳壳、砂仁、生姜、藿香治之，香砂六君子汤亦治之。水降则气降，胃得安而不呕吐矣。又或胞气上逆，上合阳明燥气而为火，亦致吐逆，呕苦呕酸，哕气拒食，胎塞于下，气逆于上，多生火证。故世谓胎前不宜热药，以此之故，法宜清胃降火，小柴胡汤主之，麦门冬汤亦治之。

子呛者何也？胎中之水火上干于肺故也。养胎全赖水与血二者，若水不足以濡血，则血燥；血不足以济水，则气热；燥热相合，是为胎火。胎火循冲脉而上，干犯肺金，则咳喘交作，两颊发赤，咽喉不利，气呛咳嗽，故名子呛。仲景麦门冬汤治之，时方玉女煎加五味子亦妙。方中牛膝正取其降冲逆。半夏降冲逆，降水也；牛膝降冲逆，降火也，皆以堕胎之药安胎，用之得宜，正无畏缩。又有胎中之水，上泛为痰，冲肺作咳，以致子呛者，于法又宜去水，苏子降气汤、六君子汤加五味、炮姜、细辛治之。若是水火兼动而致咳嗽，宜泻白散加杏仁、瓜蒌霜、白前、黄芩、枳壳、甘草，或葶苈大枣泻肺汤治之，但葶苈猛，不可多用。

孕妇少腹痛，仍分水分、血分两端。在水分者，膀胱之气不能化水，则子脏胀满，水不得泄，必见小便短涩，胀喘诸证。审是热结不行者，导赤散加山栀、防己以清之。审系寒结而阳气不化者，五苓散治之，取其水利，则少腹之痛自止，橘核丸加茯苓亦治之。在血分者，胞为肝肾所司，肝阳不达于胞中，则胞血凝滞而痛，四物汤加艾叶、香附、阿胶、小茴。肾阳不达于胞室，则胎冷痛，上连腰脊，四物汤加杜仲、故纸、台乌、艾叶。此名胞阻，谓胞中阴血与阳气阻隔也，重则用肾气丸，轻则用胶艾四物汤。

血与水皆阴也，水为先天阳气所化之阴液，血为后天胃气所化之阴汁。肾阴又转赖胃之水津而生，胃气又实藉肾之生阳而旺。今有肾中之生阳不足者，脉弦发热，愈胀而下坠，腹痛恶寒，子宫欲开。仲景用附子汤治之，保肾之阳以扶胃气，此补阳法也。又有胃中之水津不足者，则子脏干燥，悲伤欲哭，像如神灵所凭，数欠伸。所以然者，以肾水不足，冲血不足无所润养。肾水在下，则为胞中之天癸，在上则为口中之津液。脏燥，则肺金不得津液之润养，故肺主悲伤。欠伸者，明系肾病。如神所凭者，血燥则心不化液，而神无守也。甘麦大枣汤滋肾之阴，从冲任以输水于肾，而肾阴因藉以生，此补阴法也。视此二条，一切滋阴补阳之法，可以贯通。

胎漏，亦分水与血二证。下血者属血热，因其火甚，故逼血妄行，宜四物汤加阿胶、炒栀子、侧柏叶、黄芩。下水者，或如豆汁，下至升许，名曰孤浆，去水太多，则胎干枯，必倚而坠。水即气也，惟其气泄是以水泄，黄芪、糯米浓煎，补而滋之；茅根、白术、人参、鹿角霜、桑螵蛸、白银，酒水煎服亦佳。

再按血统于脾而藏于肝，肝主疏泄，故漏血，治以归脾汤加柴胡、山栀、阿胶，于法尤合。水生于肾而制于肺，肺气不纳故漏水。今观肺中虚寒，不能制下，则小便遗溺，可知肺气不纳，所以漏水之理矣。宜用白术、人参、海螵蛸、龙骨、牡蛎、百合、诃子、苎根、白银。

子淋者，小便淋沥。亦分水淋、血淋二者。水淋病在膀胱，胀闭涩滞，宜五淋散加木通、泽泻。血淋者，病在血室，阴中割痛，下滴血点，四物汤加苁蓉、茅根、藕节、条芩、赤苓、草梢。

子悬者，胎气上逼，悬塞心胸。亦分水分、血分二者。水分之病，由于气虚，水泛为痰，壅凑其胎，浊气上逆，脉必沉滑迟弱，六君子汤加枳壳、紫苏、腹毛、川芎、香附治之。血分之病，由于血虚，胎中厥阴肝经相火上僭，举胎上逼。宜小柴胡合四物汤，再加云苓、黄连、黄柏，六味丸加牛膝、麦冬以引之使下，亦高者抑之之义，毋畏牛膝之堕胎也。

又按子悬之证，有孕七八月，产母血虚，胎无所养，上行求食者，但用下降之药不能治也。宜大补其血，炙甘草汤去桂枝，加淮药、枣仁治之。圣愈汤加白术、云苓、甘草亦治之，甘麦大枣汤皆宜。又当美其饮食，用当、芪、参、山药、白芷、芡实、猪蹄炖服最佳。

子气者，水肿也。胞与膀胱并域而居，胞宫为胎所站，侵逼膀胱，以致膀胱之水不能化行；亦由膀胱之气化先有不足，故能为胎所用，五苓散主之。若是胎火乘肺，化源不清，以致便短水肿者，去桂枝加知母、麦冬、黄芩、杏仁、防己治之。

子烦者，血虚也。血者心之所生，血足则心不烦。胎既耗血，胎中之火又上与心火相合，火扰其心，是以虚烦不能眠，酸枣仁汤治之，朱砂安神丸亦治之。

子眩者，气分之痰也。其证目眩头晕，皆由胎水上逆为痰之所致，二陈汤加紫苏、枳壳、杏仁、姜汁、竹沥治之。

子痫者，血分之风也。其证忽然昏冒，卒倒无知，手足抽掣，过时则醒，口噤反张，乃孕妇血虚，风邪入肝之所致。法宜补血祛风，四物汤加钩刺、防风、茯神、桑寄生、独活、羚羊角，逍遥散、小柴胡皆可借治。

小便不通者，气不足也。气化则水能出，今小便点滴不通，是胞系下压其溺窍故也。究其所以下压溺窍之故，则因肾气不足，不能举胎而上，此名转胞，宜肾气丸主之。又或胃气不足，不能升提其胎，补中益气汤主之。

大便不通者，血不足也。孕妇之血足则无病。血既不足，则供胎犹未能给，更何能分给诸脏，是以必现口渴、咳逆、发热、大便不通等证。治宜滋生其血，血足则大便自通，四物汤加杏仁、麻仁、苁蓉、菟丝子治之，逍遥散加麻仁、枳壳、厚朴亦治之。

总而论之，胎气不和者，皆是水分之病，调水则气自和。胎火太旺者，皆是血分之病，调血则火自熄。能知水火血气之故，则治胎不难，治失血之证亦不难，即治杂证更无所难。

此书为失血说法，胎气一门，皆连类而及之者。然胎病之发，尤水火血气之显然者，能参透此条，则于水火血气四字，自无隐匿之情。其他胎病，有未备录者，另有胎产之书可查。

血证论

六卷

四川彭县容川唐宗海 著

痨　　瘵

痨瘵之证，咯血痰嗽，遗精泄泻，潮热盗汗，瘦削疲倦，梦与鬼交，或梦亡先，喜见人过，常怀忿怨，平旦病减，午后病增，发热心烦，口燥鼻干，脸红唇赤，骨蒸肺痿，咽痛失音，若泻不止则不治矣。其原得于酒色伤损，以及失血之后，瘀血郁热化生痨虫，蚀人脏腑之精血，变生诸般怪证。病人死后，虫气传染家人，名曰传尸，又名尸疰，谓其自上注下，见证与前死之人相似故也。辨虫之法，或腹中有块，或脑后两边有小结核。或用乳香熏手背，以帛覆手心，良久手上出毛长寸许，白黄者可治，红者稍难，青黑者死。若熏手无毛，非痨虫证也。又或用真安息香，烧烟吸之，不嗽者非传尸，烟入即嗽，真传尸也。痨虫之形，或似蜣螂，或似红丝马尾，或似虾蟆蝟鼠，或似鞠面，或有足无头，或有头无足，或化精血归于元气之内。若传至三人者，其虫灵怪不可治。凡用药治虫，勿令病者知之，恐虫觉悟，难取下也。

夫痨虫何由而生哉？木必先腐，而后虫生之。人身亦必先有瘀血，虚热郁蒸，乃生痨虫。虫者，风木之气所化，人身肝主风，木又主藏血，肝脏之血若有瘀积，是犹木之先腐也，于是肝脏之风气，郁遏蒸煽，将瘀血化生为虫。既化为虫，即从虫治之，宜天灵盖散治之。然天灵盖不易得，且不宜用，可用虎头骨代，或金蟾丸亦可。余每用干漆、明雄、川椒、楝根皮、白颈蚯蚓、升麻、郁金共为末，白汤五更时服，其虫不吐即下，义固取于杀虫，而尤在干漆、郁金兼治瘀血，以痨虫是瘀血所化，杀虫是治其标，去瘀是治其本也。诸书但言杀虫，而不知虫之所自生，宜乎未得其治也。吾为指出，痨虫是瘀血所化，治瘀血是治其本也。《辨证录》用移尸灭怪汤治痨虫传尸，方以去瘀为主，故效。

痨虫之生，由瘀血所化。而痨虫既生，蚀人精血，人之正气日以消耗，不治其虚，但杀其虫，病终不能愈也，月华丸主之，义取补虚，而去瘀杀虫兼施，其治乃万全之策。鳗鱼肉常食亦佳，或鳗鱼骨、鳖甲、知母、山茱萸、柴胡、当归、青黛、桃枭为丸，人参汤下，亦攻补兼行之术。

又凡湿热积痰，皆能生虫，与小儿疳虫无异，用金蟾丸即愈，不比血化之虫灵怪难治也。

既杀虫后，但当滋补其虚。阴虚者十居八九，琼玉膏主之，加黄柏、知母、紫河车更佳。阳虚者十之二三，六君子汤主之。

咳　　嗽

杂病咳嗽，另有方书可查，未及备论。兹所论者，虚痨失血之咳嗽也。失血家，十有九咳。所以然者，肺为华盖，肺中常有津液，则肺叶腴润，覆垂向下，将气敛抑，使其气下行。气下则津液随之而降，是以水津四布，水道通调，肝气不逆，肾气不浮，自无咳嗽之病矣。血者火化之阴汁，津者气化之水液，二者本相济相养。水不济火则血伤，血不养气则水竭。水竭则津不润肺，血伤则火来克金。金被火克，不能行其制节，于是在下之气始得逆上。气既逆上，则水津不能随气下布，凝结为痰。在下之水邪，又得随气而升泛为水饮，皆致咳嗽。吾于咳血门已详论之，兹复条列如下，以便查核。

一肺脏津虚，火气乘之，致成燥咳，气呛痰涩，或带血丝，久成肺痿，清燥救肺汤治之。

一痰火凝结，咳逆发渴，喉中痰滞者，由于津液不散，阻塞气道，治宜清利其痰，滋养其津，紫菀散主之。

一水饮冲肺，咳逆倚息不得卧者，由于失血之人，肝经风火太盛，激动其水，上冲肺。卧则肺叶张，水饮愈冲，是以不得卧息，葶苈大枣泻肺汤治之。吾每用二陈汤治饮，加苏子、柴胡、白芥子、黄芩、石膏、杏仁、荆芥、薄荷、枇杷叶，风火兼治尤效。此与杂病咳嗽因寒动水者有异。因寒动水以致水饮冲肺者，宜小青龙及真武汤。血证咳嗽，多是内动风火，激水而上，青龙、真武等又其所忌，医者辨之。

夫虚劳咳嗽，原于火克金，水乘肺，而切究其故，则病皆在于胃。胃为水谷之海，化生津血，血不足则火旺，津不生则肺燥，水气不化，则饮邪上干。治胃火，宜白虎汤加生地、百合、五味子，或玉女煎。治胃痰，宜滚痰丸、指迷茯苓丸，轻者用豁痰丸。治胃中水饮，宜二陈汤加苏子、白芥子、防己、枳壳、杏仁、生姜；若水饮挟火者，加柴胡、黄芩、当归、白芍。

《内经》云：五脏六腑皆有咳嗽，而无不聚于胃，关于肺，上条分肺胃治已详。兹有一方，可以统治肺胃者，则莫如小柴胡汤。肺火盛加麦冬，心火盛加黄连、当归，肝火盛加当归、胡黄连。黄昏咳嗽，为火浮于肺，加五倍子、五味子以敛之；五更咳嗽，为食积之火，至寅时流入肺经，加莱菔子；痰凝气滞者，加瓜蒌霜、旋覆花、杏仁、桔梗、射干、川贝母；水饮上冲者，加葶苈子、桑白皮、细辛、五味子；有寒加干姜、云茯苓。若兼外感，发热恶寒，鼻塞头痛而咳嗽者，宜小柴胡汤加荆芥、紫苏、杏仁、薄荷。盖小柴胡能通水津，散郁火，升清降浊，左宜右有，加减合法，则曲尽其妙。

又有痰血作咳，其证咳逆依息而不能卧，与水饮冲肺之证相似。盖人身气道，不可有塞滞。内有瘀血则阻碍气道，不得升降，是以壅而为咳。气壅即水壅，气即是水故也。水壅即为痰饮，痰饮为瘀血所阻，则益冲犯肺经，坐立则肺覆，瘀血亦下坠，其气道尚无大碍，故咳亦不甚。卧则瘀血翻转，更为阻塞，肺叶又张，愈难敛戢，是以依息不得卧也。若仍照水饮冲肺，用葶苈大枣汤，是得治饮之法，而未得治瘀之法矣。须知痰水之壅，由瘀血使然，但去瘀血则痰水自消，宜代抵当丸加云茯苓、法半夏，轻则用血府逐瘀汤加葶苈、苏子。又有咳嗽侧卧一边，翻身则咳益甚者，诸书皆言侧卧一边乃失血咳嗽不治之证，而不知仍是瘀血为病。盖瘀血偏著一边，以一边气道通，一边气道塞。气道通之半边可以侧卧，气道塞之半边，侧卧则更闭塞，是以翻身则愈加咳逆也，宜血府逐瘀汤加杏仁、五味子主之。侧卧左边者，以左边有瘀血，故不得右卧也，右卧则瘀血翻动，益加壅塞，宜加青皮、鳖甲、莪术以去左边之瘀血。侧卧右边者，以右边有瘀血，故不得左卧也，宜加郁金、桑皮、姜黄，以去右边之瘀血。凡此瘀血咳嗽之证，诸书少言及者，朱丹溪略引其端，亦未声明，吾于临证有悟，不惜大声疾呼者，正欲起死人而肉白骨，岂敢秘而不传哉。

又有冲气咳逆者，以冲脉起于血海，循行而上丽于阳明。血海受伤，则冲脉气逆，上合阳明，而为火逆燥咳之证，麦门冬汤主之，玉女煎亦治之，二方皆从阳明以抑冲气之颠，使不逆也。

又有冲气挟肝经相火上乘肺金者，其证目眩口苦，呛咳数十声不止，咳牵小腹作痛，发热颊赤，宜四物汤合左金丸，再加人尿、猪胆汁、牡蛎、五味治之。盖血室为肝之所司，冲脉起于血室，故肝经之火得缘冲气而上。小柴胡汤加五味子、青皮、龙骨、牡蛎、丹皮、地骨皮亦治之，重者加胡黄连。

冲脉本属肝经，然其标在阳明，而其根则在于肾。盖冲脉起胞中，而肾气即寄在胞中，肾中之气上于肺而为呼吸，亦借冲脉之路以上循入肺，是以脐旁冲脉之穴，谓之气街。《内经》又明言冲为气街，冲脉之与肾经交合者如是。是以冲脉每挟肾中之虚火，上逆而咳，喘促咽干，两颧发赤，宜猪苓汤加五味子、知母、牛膝、黄柏、熟地、龟板，或麦味地黄汤以安之，三才汤加铁落以镇之，或大补阴丸合磁朱丸加五味以吸冲气，使归于肾，则不咳逆矣。又有胞中之水内动，冲气挟水上逆而咳者，其证上热下寒，龙雷火升，面赤浮肿，头晕咽痛，发热心悸，大便反滑，腰痛遗溺，桂苓甘草五味汤治之，肾气丸亦治之。参看吐血、咳血门更详。

咳嗽之病，其标在肺，其本在肾。血家咳嗽，尤多生于肾虚。肾者，气之根也。肾经阴虚则阳无所附，气不归根，故浮喘咳逆，宜三才汤加五味子、沉香。陈修园用二加龙骨牡蛎汤加阿胶、麦冬、五味子。其附子须少用，只作引导耳。余每用知柏地黄汤少加五味子、肉桂以为报使，常服都气丸亦佳。又有肾经阳虚，不能化水，腰痛便短，气喘咳逆者，肾气丸加五味治之。更有肾水泛上，脾土不制而为水饮咳嗽者，乃属五饮杂病，非失血家应有之证，自有各书可查，兹不赘及。

发　　热

吐血家脉静身凉，不药可愈，以阴虽亏而阳犹不亢，阴与阳尚得其和，故易愈也。或身有微热，皮毛似汗，此为阳来求阴，水来就血，亦可自愈。所谓发热者，与身有微热不同。

失血家阳气郁于血分之中，则身热郁冒，但头汗出。身热者，火闭于内而不得达于外故也。但头汗出者，火性炎上，外有所束，则火不能四达，故愈炎上，而头汗也。治法宜解其郁，使遍身微汗，则气达于外，而阳不乘阴，热止血亦治矣。此如盛暑遏热，得汗而解，小柴胡汤主之。

又有瘀血发热者，瘀血在肌肉，则翕翕发热，证象白虎，口渴心烦，肢体刺痛，宜当归补血汤合甲己化土汤加桃仁、红花、柴胡、防风、知母、石膏，血府逐瘀汤亦治之。瘀血在肌腠，则寒热往来，以肌腠为半表半里，内阴外阳，互相胜复也，宜小柴胡汤加当归、白芍、丹皮、桃仁、荆芥、红花治之，桃奴散加黄芩、柴胡亦治之。瘀血在腑，则血室主之，证见日晡潮热，昼日明了，暮则谵语，以冲为血海，其脉丽于阳明，故有阳明燥热之证，桃仁承气汤治之，小柴胡汤加桃仁、丹皮、白芍亦治之。瘀血在脏，则肝主之，以肝司血故也。证见骨蒸痨热，手足心烧，眼目青黑，毛发摧折，世以为难治之证，而不知瘀血在肝脏使然，宜柴胡清骨散加桃奴、琥珀、干漆、丹皮治之。

以上所论，皆属血家发热之实证也。又有发热之虚证，分血虚、水虚两类，另条如下：

血虚者，发热汗出，以血不配气，则气盛而外泄也。或夜则发热，以夜主血分故也，或寅卯时即发热，以寅卯属少阳，肝血既虚，则少阳之相火当寅卯旺时而发热，地骨皮散加柴胡、青蒿、胡黄连、云茯苓、甘草治之。又或胞中之火，因血不足，上合阳明燥气，日晡潮热者，犀角地黄汤治之。

水虚者，水为气之所化，水津不足，则气热，皮毛枯燥，口咽生疮，遗精淋秘，午后发热，大补阴丸以补水济火。或清燥救肺汤，从肺胃以生水津，水足以濡血，则阳气不亢，燥热自除。五蒸汤亦统治之。

复有阴虚于内，阳浮于外而发热者，须大补其阴，而复纳其阳。故产后发热用四物汤加黑姜，失血发热亦可用之。火重者，再加芩、连。若肾阴不足，真阳外浮，发热喘促者，是为阴不恋阳，阳不入阴，宜从阴引阳，用二加龙骨汤加五味子、麦门冬、阿胶，或三才汤加盐炒肉桂少许、桑叶、云苓、白芍、虫草、山茱萸、牛膝、五味子、知母、沉香、龟板。此外又有食积发热者，手足心腹热，胸满哕呃，大便不调，日晡及夜发烦，宜枳壳、厚朴、大黄消去之，则不蕴热矣。勿谓虚人无实证也。

厥冷

杂病四肢厥冷，为脾肾阳虚不能达于四末，四逆汤主之。若失血之人，而亦间有发厥者，则多是热邪内陷，伏匿在里，外见假寒，身如冷水，目昏神暗，脉伏不见，或冷一阵，反而发热，或厥数日反发热数日。其厥多热少者，是阳极似阴，热之至也；厥少热深者，是伏热犹得发泄，热尚浅也。此即《伤寒论·厥阴篇》所谓热深厥亦深，热微厥亦微是矣。盖厥阴肝经，内寄胆火，病则火伏阴中而为厥，火出阳分则反热。发热固是火甚，发厥则火伏于内而更盛矣。先宜治其伏火，使火得发，转厥为热，次乃更清其热，斯可愈耳。若误认为杂病发厥，而用热药，是促其命也。其辨法，杂病之厥，吐痢不止，脉脱气微，有寒无热。伏火之厥，则厥后微露热形，口不和，便不溏，小便不清，心中疼热，烦躁不宁，恶明喜暗，渴欲得饮，吐衄随厥而发，皆现真热假寒之象，先以清化汤合升降散攻其伏热，或当归芦荟丸攻之，次以五蒸汤清之。厥止热不退者，再用大补阴丸、地黄汤以滋阴。发厥之证，又有寒闭于外，而火不得发者，用仲景四逆散加荆芥、老连、枯芩。审其阳陷于内而不出者，白头翁汤以清达之，升阳散火汤以温发之，二方酌宜而行。

血家发热，固多是真热假寒，然亦有真寒者。去血太多，气随血泄，以致中气怯而不旺，元气损而不足，四肢厥冷，不思饮食，大便溏泻，此乃虚则生寒之证，法宜温补，十全大补汤、参附汤、养荣汤随宜用之。

寒热

发热恶寒，多是外感伤其荣卫，伤荣则寒，伤卫则热，平人治法，须用麻桂发散。失血皆阴血大亏，不可再汗，以耗其气分之水液，只可用小柴胡汤加荆芥、防风、紫苏、杏仁、薄荷、前胡、葛根等以和散之，免犯仲景血家忌汗之戒也。若不关外感，系本身荣卫不和，发为寒热，似疟非疟者，不可作疟治之，只用小柴胡或逍遥散和其荣卫而愈。又有瘀血作寒热者，其身必有刺痛之处，血府逐瘀汤治之。此与杂病寒热有异，医者须知。

出汗

汗者，气分之水也。血虚则气热，故蒸发其水，而出为汗。但头汗出，身不得汗者，乃阳气内郁，冒于上而为汗，以小柴胡汤解其郁，则通身得汗而愈。蒸蒸汗出者，乃血虚气盛，沸溢为汗，宜用白虎汤加当归、蒲黄、虫退治之。手足濈濈汗出者，以胃中或有瘀血食积，四肢为中州之应，火热中结，故应手足汗出也，宜玉烛散加枳壳、厚朴以攻之，结去而汗自止矣。睡中盗汗者，睡则气归血分，血不足则气无所归，故气泄而汗出，宜当归六黄汤治之，或地骨皮散加枣仁、知母、茯苓、五味子、黄芪、黄柏。

以上所论，皆失血家阴血内虚，阳气遏发之病。亦有阴阳两虚，自汗盗汗者，宜归脾汤加麦冬、五味子，或当归六黄汤加附子。

又有大汗亡阳者，在杂病亡阳则单属阳虚，失血家大汗亡阳则兼是阴虚，阳无所附，非大剂参附汤不能回阳，继用独参汤养之而愈。

此论血家出汗，与杂证出汗有别，参看汗血发热门更详。

发　渴

血虚则发渴，有瘀血则发渴，水虚亦发渴。

血虚发渴者，血为阴，气为阳，血少则气多，阳亢无阴汁以濡之，故欲饮水也，法宜补血，血足则气不热矣，圣愈汤加天冬、花粉治之，或当归补血汤加花粉、苎麻根、玉竹、麦冬。

瘀血发渴者，以津液之生，其根出于肾水，水与血，交会转运，皆在胞中，胞中有瘀血则气为血阻，不得上升，水津因不能随气上布，但去下焦之瘀，则水津上布，而渴自止，小柴胡加丹皮、桃仁治之，血府逐瘀汤亦治之。挟热蓄血者，桃仁承气汤治之。夹寒瘀滞者，温经汤治之。

水虚发渴者，以肺胃之水津不足，是以引水自救。水津虽由水谷所化，而其气实发源于肾中。肾中天癸之水，至于胞中，循气街，随呼吸而上于肺部，肺金司之，布达其气，是以水津四布，口舌胃咽，皆有津液，而不渴也。若肾中之水不足，则不能升达上焦，是以渴欲饮水，宜启下焦之阴，以滋津液，地黄汤加人参、麦冬、诃子，或左归饮加儿茶、人参、玉竹，三才汤加知母治之。夫水津虽生于肾，而实布于肺，又有肾中之水津本足，而肺金郁滞，不能散布，以致水结为痰，咽干口渴，宜小柴胡汤通上焦之滞，使肺气通调，则水津四布矣。又曰：津液虽生于肾，布于肺，而实赖胃中水谷以滋其化源。胃中燥结，则津不生，三一承气汤治之；胃中蕴热，则津不生，玉泉散治之；胃经肌热，则津液被灼，人参白虎汤治之；胃中虚热，则津不生，麦冬养荣汤治之。

上分三条，皆失血多有之证，与杂病消渴水停不化，津气不升者不同，参看可也。水停不化，当用五苓、真武等汤。

心　烦

烦者，心不安也。心为火脏，化生血液，转赖血液以养其火，故心字篆文即是倒火，火降则心宁也。失血家亡血过多，心火失其滋养，故多发烦。火太甚者，舌上黑苔，夜不能寐，黄连阿胶汤主之。心中懊憹者，以火不得宣，故郁而不乐也，宜栀子豉汤加连翘、桔梗、大力、生地、远志、老连、草梢治之。若火不甚而血太虚者，心中了戾不得，是为虚烦，归脾汤加朱砂、麦冬、炒栀子治之，逍遥散加龙骨、枣仁亦治之。仲景酸枣仁汤尤为治烦要药。若烦而兼躁，手足妄动，此为虚中夹实，内有燥屎，必见二便不调，发热口渴，脉数有力等证，在伤寒为承气证，在失血家，须兼顾其虚，宜玉烛散或用玉女煎加元明粉。烦躁之极，循衣摸床，小便利者，阴尚未尽，犹可救一二，小便不利，死不治矣。此与阴躁不同，阴躁不烦而但躁，且必现阴寒可据之证，须细辨之。

又有产后血虚，心烦短气者，虽同是心烦，然产血下行，气多虚脱，其血之虚，皆由于气虚，故心烦而必兼短气，宜归脾汤、当归补血汤、养荣汤等以补气者生血，而心烦自愈。至吐血家，则其气上逆，多是气实血虚，证见心烦，尤血不养心之甚者也，若再补其气，则气益甚，而血益虚，心愈不得其安矣，治宜补血清火，朱砂安神丸治之。须参看卧寐、怔忡、惊悸门。

卧　寐

附梦寐

卧者，身着席，头就枕之谓也。寐者，神返舍，息归根之谓也。不得卧寐之证，杂病犹少，失血家往往有之。

不得卧有二证：一是胃病，一是肺病。

胃病不得卧者，阴虚则邪并于阳，烦躁不卧，此与《伤寒论·阳明篇》微热喘冒不得卧者，为胃有燥屎之义同，三一承气汤治之。若无燥结，但系烦热者，竹叶石膏汤、白虎汤治之。兼理血分，则宜用玉烛散、玉女煎。又有胃中宿食，胀闷不得卧者，越鞠丸加山楂、麦芽、莱菔子。盖阳明主合，和其胃气，使得还其主合之令，斯能卧矣。

肺病不得卧者，肺为华盖，立则叶垂，卧则叶张。水饮冲肺，面目浮肿，咳逆倚息，卧则肺叶举而气益上，故咳而不得卧，葶苈大枣泻肺汤攻去其水，则得卧矣，或二陈汤加干姜、细辛、五味子，温利水饮亦可。若是火逆之气挟痰上冲者，则又宜水火兼泻，痰甚者，消化丸主之；火甚者，滚痰丸主之；平剂则宜二陈汤加柴胡、瓜蒌、黄芩、旋覆花、杏仁、姜汁、竹沥，保和汤亦治之。若无痰饮，但是火气上冲者，其人昼日不咳，卧则咳逆，气不得息，乃肺痿叶焦，卧则肺叶翘举，气随上冲，呛咳不已，宜清燥救肺汤加生地黄、瓜蒌根、百合、五味子以敛之，再加钟乳石以镇降之。且肺之津生于肾中，如肾水不能上济上焦，冲气逆上，咳不得卧者，当从肾治之，六味丸加参麦散，再加牛膝以引气下行，加磁石以吸金气，使归于根。

不寐之证有二：一是心病，一是肝病。

心病不寐者，心藏神，血虚火妄动则神不安，烦而不寐，仲景黄连阿胶汤主之。阴虚痰扰神不安者，猪苓汤治之。一清火，一利水。盖以心神不安，非痰即火，余每用朱砂安神丸加茯苓、琥珀或用天王补心丹。

肝病不寐者，肝藏魂，人寤则魂游于目，寐则魂返于肝。若阳浮于外，魂不入肝则不寐，其证并不烦躁，清睡而不得寐。宜敛其阳魂，使入于肝，二加龙骨汤加五味子、枣仁、阿胶治之。又或肝经有痰，扰其魂而不得寐者，温胆汤加枣仁治之。肝经有火，多梦难寐者，酸枣仁汤治之，或滑氏补肝散去独活加巴戟，四物汤加法夏、枣仁、虫草、龙骨、夜合皮亦佳。

又按魂虽藏于肝，而昼游于目，目在面部，乃肺胃之所司。肺胃之气扰而不静，亦能格魂于外，使不得返也，宜生地黄、百合、麦冬、知母、枳壳、五味子、白芍、甘草、枣仁、天花粉、茯苓治之，人参清肺汤亦治之。又有虚悸恐怖不寐之证，仁熟散治之。思虑终夜不寐者，归脾汤加五味治之。须参看怔忡烦悸门。

又有昏沉多睡之证，在杂病为邪入阴分，在失血虚劳，乃血脱之后，元气不支，是以昏睡，如汗出气喘，危急之候也，参附汤救之。寤属阳，故不寤为阳虚，人参养荣汤亦治之。若身体沉重，倦怠嗜卧者，乃脾经有湿，平胃散加猪苓、泽泻治之，六君子汤加防己、薏苡仁，补中益气汤亦治之。此论多睡，多是阳虚，然亦有胆经火甚，而多昏睡者，龙胆泻肝汤治之。

梦乃魂魄役物，恍有所见之故也。魂为病，则梦女子、花草、神仙、欢喜之事，酸枣仁汤治之。魄为病，则梦惊怪、鬼物、争斗之事，人参清肺汤加琥珀治之。梦中所见，即是魂魄，魂善魄恶，故魂梦多善，魄梦多恶。然魂魄之所主者神也，故安神为治梦要诀，益气安神汤治之。又有痨虫生梦，照痨虫法治之。又有梦而遗精，详遗精门。

再按，睡而恶明喜暗者，火邪也。侧卧不得转身者，少阳之枢机不利也。侧卧一边者详咳嗽门。

喘息

人不喘息，则气平静，血何由随之吐出哉？故失血家，未有不喘息者。有实喘，有虚喘。实喘之证有二，一是郁闭，一是奔迫。郁闭者气不达于外，而壅郁于内也。失血家阳来乘阴，此证为多。伤寒喘息者，用麻桂发之。血家忌汗，又忌升发以动其血，与伤寒开郁闭之法不同，宜小柴胡汤加杏仁，以转枢外达，使腠理通，荣卫和，斯达气于外，不壅于内而为喘矣。如果有外感闭束，不得不疏解者，宜香苏饮加杏仁、枯芩、甘草；或千金麦门冬汤，借麻黄以解外，而兼用清里之药，不致过汗亡阴，乃为调剂得宜。奔迫者，上气喘息，由于气盛于下而逆于上，失血家火盛逼血，往往其气粗贲，宜大泻其火，火平则气平，用厚朴、枳壳、大黄，使地道通，气下泻则不上逆矣。若内有瘀血，气道阻塞，不得升降而喘者，亦宜上三味加当归、白芍、桃仁、丹皮治之。若是痰气阻塞者，清化丸主之。若小便闭者，下窍塞，故上窍壅也，宜五淋散加防己、枳壳、杏仁、桑白皮、葶苈子。

虚喘亦有二证：一是肺虚，一是肾虚。肺虚作喘者，以肺居上焦，制节五脏，开窍于鼻，以通外气，以敛内气。血虚则火盛津伤，肺叶痿而不下垂，故气不得降，喘息鼻张，甚则鼻敞若无关阑，乃肺痿之重证也。生津补肺，宜清燥救肺汤；兼治郁火痰滞者，宜保和汤或太平丸。吾谓肺叶下坠，宜兼用镇敛之法，三才汤合生脉散再加百合、五倍子、白及、花粉、杏仁、川贝母、钟乳石治之。又有喘息由于鼻窒不通者，以肺中之火郁闭鼻管，故气并于口而为喘也，太平丸加麝香，即是上通鼻窍之妙药。与伤寒鼻塞有异，毋误治也。

肾虚喘息者，以气之根源于肾。失血家，火甚水枯，不能化气，是以气短而喘，咳逆喘息，颊赤咽干，宜大补阴丸加牛膝、五味以潜降之。若是阴虚，阳无所附，气不归根者，地黄汤合生脉散加磁石、牛膝、沉香，以滋纳之。若小水不化，兼腰痛者，乃是肾中之阳不能化气，宜肾气丸治之，参附汤加五味、茯苓亦可。

上系肺肾分治之法，如欲兼而治之，即从诸方化裁可也。此外如苏子降气汤、四磨汤，皆肺肾兼治，但未能照顾血证，用者须知加减。

又曰：中宫虚则气少，人参主之；中宫实则气粗，大黄主之。

呃 哕

久病闻呃为胃绝，须审脉证断之，不得但据呃逆，遂断其死也。失血家气不顺利，多有呃逆。新病形实者，为伏热攻发，火性炎上，气逆而呃，清热导气，宜三物汤或柴胡梅连散加枳壳、槟榔。若膈间有痰闭滞者，宜滚痰丸、指迷茯苓丸。又有瘀血阻滞而发呃者，必见刺痛逆满之证，大柴胡汤加桃仁、丹皮、苏木治之，血府逐瘀汤亦治之。若久病发呃，形虚气弱者，为胃中空虚，客气动膈，所谓客即痰火气也。治痰气宜旋覆代赭石汤，或二陈汤加丁香、枳壳。治火气宜玉女煎加旋覆花、赭石、柿蒂，或用梅连散加柿蒂、枳壳、五味子。俗治呃逆但用丁香、柿蒂。丁香性温降痰，柿蒂性寒清火，二物骑墙之见，故多不效，须分寒热用之。

哕者，吐气也。血家气盛，此证最多，其治法与呃逆同。惟有伤食，胃中壅塞而发哕者，宜越鞠丸加旋覆花、枳壳、莱菔子。

以上皆治胃之法。而心气不舒，亦有发呃哕者。常见人有抑郁，心气不畅，则胸中喉间常如有物哽塞，时发哕呃，不得快利，治法当清其心，调其气，宜二陈汤加黄连、连翘、牛蒡子、桔梗、瓜蒌霜、当归、川贝母治之。余详痰饮门。

痰　饮

痰饮之证，已详于咳血、咯血、咳嗽诸条。兹因失血诸人，无不兼痰饮者，故更言之，不惮烦复。

痰饮者，水之所聚也。人身饮食之水，由口入，由膀胱出，肺气布散之，脾气渗利之，肾气蒸化之，是以泻而不留也。此水不留，则无饮邪矣。人身津液之水，生于肾中，寄居胞室，随气而上，布于肺经，是为津液。津液散布，则不凝结而为痰矣。

上焦血虚火盛，则炼结津液，凝聚成痰。肺为之枯，咳逆发热，稠粘滞塞，此由血虚不能养心，则心火亢甚，克制肺金，津液不得散布，因凝结而为痰也，豁痰丸治之，二陈汤加黄连、黄芩、柴胡、瓜蒌霜亦治之，玉女煎加茯苓、白前、旋覆花或保和丸以滋肺。胃为燥土，燥气甚则津结为痰，指迷茯苓丸主之；顽痰壅塞者，滚痰丸治之。

痰粘喉中哽塞不下者，名梅核气证。仲景用七气汤，理气除痰。血家病此，多兼郁火，宜指迷茯苓丸加甘草、桔梗、紫苏、香附子、旋覆花、薄荷、射干、瓜蒌霜、牛蒡子。余按咽中乃少阴脉所绕，心经火甚往往结聚成痰，发为梅核，宜甘桔汤加射干、山栀子、茯神、连翘、薄荷，再用生半夏一大枚切片，醋煮三沸，去半夏入麝香少许，冲前药服。又冲脉亦挟咽中，若是冲气上逆，壅于咽中而为梅核，必见颊赤气喘等证。审其挟水饮而上者，桂苓甘草五味汤治之；审其挟痰火而上者，猪苓汤加海粉、瓜蒌霜、旋覆花治之。

夫痰为津液所凝，而津液之生原于肾。下焦血虚气热，津液不升，火沸为痰，猪苓汤、地黄汤加川贝母、五味子、麦冬、旋覆花、款冬花、海粉、牛膝、白前、龙骨、牡蛎、黄柏、知母等药。

饮由水气停蓄，其责在于膀胱。若膀胱之水因寒上泛，胸腹漉漉有声，喉中潮响，咳嗽哮吼等，此为土不治水，肺受其惫，通用二陈汤治之，六君子汤、真武汤、小青龙汤治之。

按失血之人，由于阴虚火旺，少病寒饮者。即或咳吐涎水，审其脉滑数，心烦热者，仍是火盛水溢，火逆之至，是以水逆之甚也。其治法清火泻水，兼而行之，宜葶苈大枣泻肺汤、消化丸及二陈汤加芩、连、柴胡、白前根。参看咳嗽诸条乃详。

痞　　满

附积聚、癥瘕

心下为阳明之部分，乃心火宣布其化之地。君火之气，化血下行，随冲脉以藏于肝，即从心下而起。肾水之阳，化气上行，随冲脉以交于肺，由肺散布以达肌肤，亦从心下而出。盖此地为阳明中土，乃水火血气，上下往来之都会也。火降血下，气升水布，则此地廓然。设若火不降，则血不下，而滞于此矣。设若气不布，则水不散，而结于此矣。观《伤寒论》治心下痞满之证，用泻心汤以泻火，用十枣汤以泻水，甘草泻心汤、生姜泻心汤水火兼泻。五苓散解水结，柴胡汤解火结，可知此地须水升火降，斯为既济之形。设上火下水，阻于中宫，遂成天地否象，故名曰痞。血家火浮于上，与水不交，往往见痞满之象。审系火气不得下降者，泻心汤治之，或加生附子以开其痞。审系膀胱水中之阳，逆于心下不得外出者，以小柴胡汤转其枢机，而水火皆通达矣。如水火交结，轻者为结胸，小结胸汤主之；重者为陷胸，大陷胸汤治之。若单是水气结聚者，二陈汤、枳术丸治之。今医但知停食痞满，而不知痞满之证，不一而足，此外尚有胸痹等证，皆未论列。兹所论者，乃失血家兼有之证也。凡遇以上诸证，再能酌加当归、地黄、川芎、赤芍、丹皮等，以照顾血证，斯为面面俱到。

又有积聚之证，或横亘心下，或盘踞腹中，此非凝痰，即是裹血，通以化滞丸主之。凝痰用清茶送下，裹血用醋酒送下，无论脐上脐下，左右兼治。又凡在脐下多是血积，抵当丸治之。

又有癥瘕见于脐下，或见或没为瘕，常见不没为癥。癥宜膈下逐瘀汤、抵当丸；瘕宜橘核丸。

按痞满者胸膈间病，积聚者大腹之病，癥瘕者下焦之病，统以真人化铁汤加吴萸治之，统以逍遥散和之。另详瘀血门。

肿　　胀

肿胀者，水病也，气病也。失血家往往水肿气肿，抑又何哉？盖以血之与气，水之与火，互相倚伏，是二是一。吾于水火血气论及调经去瘀诸条已言之，兹复不惮烦劳曰：气即水也，血中有气即有水，故肌肉中有汗，口鼻中有津，胞中有水，是水与血，原并行不悖。失血家，其血既病，则亦累及于水。水蓄胞中，则为尿结；水淫脾胃，则为胀满；水浸皮肤，则为水肿。治法：皮肤水肿者，宜从肺治之，以肺主皮毛故也。肺为水之上源，肺气行则水行，宜泻白散加杏仁、桔梗、紫苏、茯苓，五皮饮亦治之。大腹胀满者，宜从脾治之，补土利水，则水行而土敦，胃苓汤主之，六君子汤加苡仁、防己亦主之。胞中水结，小腹胀满者，五苓散治之，猪苓汤亦治之。诸水又皆肾之所主，肾气化，则上下内外之水俱化，宜六味地黄丸。

以上所举之方，皆平剂也，医者又须审别阴阳，随加寒热之品，乃能奏效。审其口渴溺赤，喜凉脉数者，为阳水，则知、柏、芩、连、山栀、石膏、天冬、麦冬可加入。审其口和溺清，喜热脉濡，为阴水，则桂、附、干姜、吴萸、细辛可加入。失血家阳水居多，阴水最少，医者须临时细审。

又有瘀血流注亦发肿胀者，乃血变成水之证。此如女子胞水之变血，男子胞血之变精，疮科血积之变脓也。血既变水，即从水治之。宜照上所举诸方，分寒热加减，再加琥珀、三七、当归、川芎、桃奴、蒲黄，以兼理其血，斯水与血源流俱治矣。古称妇人错经而肿者，为水化为血，名曰水分。经水闭绝而肿者，为血化为水，名曰血分。其实治法，总宜从水治之，方证加减，举不外此也。观于妇人水分血分之说，则知血家所以多肿胀者，亦是水分血分之病也。此与杂证水肿有别，勿妄用舟车丸及消水圣愈汤等。另详血臌门。

怔 忡

俗名心跳。心为火脏，无血以养之则火气冲动，是以心跳，安神丸清之，归脾汤加麦冬、五味子以补之。凡思虑过度及失血家去血过多者，乃有此等虚证，否则多挟痰瘀，宜细辨之。

心中有痰者，痰入心中，阻其心气，是以心跳动不安，宜指迷茯苓丸加远志、菖蒲、黄连、川贝母、枣仁、当归治之，朱砂安神丸加龙骨、远志、金箔、牛黄、麝香治之。

又有胃火强梁，上攻于心而跳跃者，其心下如筑墙然，听之有声，以手按其心下，复有气来抵拒，此为心下有动气。治宜大泻心胃之火，火平则气平也，泻心汤主之，或玉女煎加枳壳、厚朴、代赭石、旋覆花以降之，再加郁金、莪术以攻之，使血、气、火三者皆平，自不强梁矣。

惊 悸

悸者，惧怯之谓。心为君火，君火宣明则不忧不惧，何悸之有。心火不足则气虚而悸；血不养心则神浮而悸。仲景建中汤治心气虚悸，炙甘草汤治心血不足而悸。今则以养荣汤代建中，以归脾汤代炙甘草，一治气虚，一治血虚。又有饮邪上干，水气凌心，火畏水克而悸者，桂苓甘术汤治之。失血家多是气血虚悸，水气凌心者绝少。又曰正虚者，邪必凑之。凡是怔忡、惊悸、健忘、恍惚，一切多是痰火沃心，扰其神明所致，统用金箔镇心丸主之。

惊者，猝然恐惕之谓。肝与胆连，司相火。君火虚则悸，相火虚则惊。盖人之胆壮则不惊，胆气不壮，故发惊惕，桂枝龙骨牡蛎甘草汤治之。恐畏不敢独卧者，虚之甚也，仁熟散治之。又凡胆经有痰，则胆火上越，此胆气不得内守，所以惊也，温胆汤加龙骨、牛黄、枣仁、琥珀、柴胡、白芍治之。复有阳明火盛，恶闻人声，闻木音则惊者，此《内经》所谓气并于阳，故发惊狂者也，乃肝胆木火脾土。法宜大泻阳明之火，大柴胡汤治之，当归芦荟丸亦治之。血家病惊，多是阳明火盛，病虚惊者，亦复不少，用以上诸方须兼顾血证，以尽其化裁，勿执桂甘龙牡等汤而不知宜忌也。

健　忘

健忘者，适然而忘其事，尽心力思量不来，凡所言行，往往不知首尾，病主心脾二经。盖心之官则思，脾之官亦主思，此由思虑过多，心血耗散而神不守舍；脾气衰惫而意不强，二者皆令人猝然忘事也。治法必先养其心血，理其脾气，以凝神定志之剂补之。亦当处以幽闲之地，使绝其思虑，则日渐以安也，归脾汤主之。若心经火旺者，是火邪扰其心神，治宜清火宁心，天王补心丹治之。亦有痰涎留于心包，沃塞心窍，以致精神恍惚，凡事多不记忆者，宜温胆汤合金箔镇心丹治之，朱砂安神丸加龙骨、远志、菖蒲、茯神、炒黄丹亦治之。失血家心脾血虚，每易动痰生火，健忘之证尤多。又凡心有瘀血，亦令健忘，《内经》所谓血在下如狂，血在上喜忘是也。夫人之所以不忘者，神清故也。神为何物，即心中数点血液湛然朗润，故能照物以为明。血在上则浊蔽而不明矣。凡失血家猝得健忘者，每有瘀血，血府逐瘀汤加郁金、菖蒲，或朱砂安神丸加桃仁、丹皮、郁金、远志。

恍　惚

附癫狂、见鬼

大病伤寒之后，欲食不食，欲卧不卧，欲行不行，精神恍惚，若有鬼神附其体中者，名曰百合病。谓百脉一宗，合致其病。肺主百脉，肺魄不宁，故病如此。诸多恍惚，未尽名状，必见溺赤脉数之证，乃肺金受克之验也，仲景用生地、百合、滑石治之。此专言杂病余邪为患者也。失血家阴脉受伤，凡是恍惚不宁皆百合病之类，总宜清金定魄为主，清燥救肺汤加百合、茯神、琥珀、滑石、生地、金箔治之，地魂汤亦治之，或琼玉膏加龙骨、羚羊角、百合，或人参清肺汤加百合、滑石。

大凡夜寐不宁者，魂不安也。魂为阳，夜则魂藏而不用，魂不能藏，故夜梦寐不宁。寤时恍惚者，魄不安也。魄为阴，寤时而阴气不足，故恍惚不定。治魂以肝为主，治魄以肺为主，二者对勘自明。然恍惚、惊悸、惑乱、怔忡、癫狂，皆是神不清明之证。人身有魂魄，而所以主是魂魄者，则神也。故凡诸证，总以安神为主。安神丸、金箔镇心丹治之。

语言错乱为癫，多由丧心失魄，痰迷心窍所致，统以金箔镇心丹治之。怒骂飞走为狂，由于火邪逼迫，心神迷乱，四肢躁扰，滚痰丸治之。

见鬼者，癫狂之类也。阳明病，胃有燥屎，则目中见鬼，宜三一承气汤下之。失血家瘀血在内，亦谵语见鬼，以其同为实邪，故俱能扰目之明也，桃仁承气汤治之。

晕　　痛

伤寒杂病头晕痛者，风寒也。血家晕痛，则多是痰火，误用发散药，鲜不增剧。

痰气上攻，头目沉重昏花，兀兀欲吐，首如裹物，右手脉实，阴雨增痛，是痰候也。二陈汤加防风、川芎、黄芩、薄荷、细辛、石膏治之。病重者，消化丹治之。

火逆晕痛者，烦渴引饮，见火增剧，掉头更痛，口苦嗌干，溺赤便闭，左手脉数，是火症也，大柴胡汤治之，当归芦荟丸亦治之，轻则小柴胡汤加菊花。

以上所论皆晕痛之实证。又有晕痛之虚证，须分晕与痛之两门，而后施治有别也。肝虚则头晕，《内经》云：诸风掉眩，皆属于肝。肝血不足则生风，风主动，故掉眩。失血之人，血虚生风者多，逍遥散加川芎、青葙子、夏枯草治之。或但滋肝脏，以为息风之本，左归饮加牛膝、巴戟天、杭菊花、细辛、枸杞。肾虚则头痛，《内经》所谓头痛颠疾，下虚上实，过在少阴是也，六味地黄丸加细辛、葱白、麝香治之。若是肾厥头痛，乃肾中浊阴上逆于头，上实下虚，手足厥冷，宜肾气丸加细辛、葱白。此证之痛，连齿入脑，与寻常微痛者不同，血家头痛似此者少，宜用六味丸者多。

又曰：头晕、痛虽是两病，失血之人，往往兼见二证。由于血虚，则风动而晕，火动而痛。吾谓不分晕、痛，亦不分治肝、治肾，总以四物汤加元参、枸杞、肉苁蓉、玉竹、天麻、细辛、知母、黄柏、山茱萸、牛膝。

眼　目

附目黄、出火、见鬼、昏花

眼为肝窍，又阳明脉络所绕，故其为病，皆肝胃两经之咎。

眼珠黄者，在胃经属湿热，甚则通身皆黄，小便必然不利，宜五苓散加茵陈、栀子、秦皮、黄柏、知母治之。在肝经是瘀热，仲景云：衄家目黄者，衄未止，是血中有热故也。凡是血热者，其目多黄，四物汤加柴胡、黄芩、丹皮、苏木、茵陈、红花治之。目珠红亦是瘀血，治与上同。

目中出火者，一是胃火亢甚，必兼口渴身热等证，犀角地黄汤加石膏、天花粉、金银花、枳壳治之；一是肝火外越，必兼口苦耳鸣等证，当归芦荟丸治之。

目中见鬼者，一是胃有燥屎，目神昏花，三一承气汤治之；一是肝经血室蓄有瘀热，夜则谵语，大柴胡汤加桃仁、牡丹皮治之。

目运者，肝之风火也，观羊角风可悟，宜小柴胡汤加当归、白芍、防风、菊花治之。眼花者，肾之阴虚，瞳神属肾，客热犯之，时见黑花，或成五色，宜地黄汤加枸杞、朱砂、磁石、肉苁蓉、石决明、元参、知母、细辛治之。

又有阳虚，血大吐后，目光散大，不能见者，必小便多也，宜肾气丸。

以上所举，皆血家间有之病，其余目疾，非血家兼有者，不赘。

耳　病

陈修园曰，肾开窍于耳，而肾脉却不上头，肾与心交，假道于心腑小肠之脉，以入耳中，名曰听宫，为司听之神所居，其形如珠，皮膜包裹真水。若真水破，而耳立聋，有为大声所震而聋者，皮膜破也，或聋或不聋者，心肾不交也，宜磁朱丸以交心肾。有先耳鸣而后聋者，肾虚不能闭藏阴气，窒塞于阳窍也，宜六味丸去丹皮加磁石、五味、龟板，令阴气自盛于本宫，不触于阳窍而愈。若外感暴聋，总不外少阳一经，足少阳胆脉绕耳轮，手少阳三焦脉入于耳，邪气壅塞，听宫为其所掩，宜逍遥散去白术加黄芩、半夏、生姜、竹黄、羚羊角、玉竹治之。风火交煽，宜防风通圣散；肝火炽甚，宜当归芦荟丸；尺脉弱者，宜桂附地黄丸；尺脉数者，宜大补阴丸。俱加磁石、菖蒲、肉苁蓉。神而明之，存乎其人，非笔楮所能尽。

按上陈修园说最明，但又有久病之人，以及产妇，中宫大虚，不能堵塞肝肾之气，以致虚火上冲，而发耳鸣者，虽系胆与肾中之火，却要填补脾胃，以堵塞之，归脾汤加柴胡、山栀子、鱼鳔、莲子、五味子治之，四君子汤加莲米、芡实、薏苡仁、黄精、白芍、淮山药亦治之。

口　舌

五脏六腑皆秉气于胃，五脏六腑之气亦皆发见于胃。口者，胃之门户，故五脏六腑之气皆见于此。口苦是胆热，小柴胡汤加黄连治之。口甘是脾热，甲己化土汤加天花粉、茵陈蒿、炒栀子、茯苓、枳壳、厚朴、黄芩、石膏治之。口酸是湿热，观炎天羹肉过夜则酸，便知酸是湿热所化，葛根黄连黄芩汤加防己、茵陈、木通、滑石、花粉、云苓治之，或苍术、黄柏、黄连、吴茱萸亦治之。口咸是脾湿，润下作咸，脾不化水故咸也，二陈汤加旋覆花、藿香、白芍、檀香、吴茱萸治之，胃苓汤亦治之，或六味地黄汤加旋覆花、牛膝、白前根，从肾中化水，纳之下行，以隔治之。口淡是胃虚，六君子汤随寒热加减治之。口涩是风热，通圣散去芒硝、大黄治之。口麻是血虚，圣愈汤加薄荷治之。口臭是食积之火，平胃散加山楂、神曲、麦芽、黄芩、石膏治之。口中糜烂是膀胱遗热于小肠，热气不得下泄，故糜及于口，导赤散加天花粉、天门冬、麦门冬、金银花、灯芯、车前子、栀子治之。喉腥是肺火痰滞，泻白散合甘桔汤再加射干、马兜铃、黄芩、杏仁、川贝母、天冬、麦冬、百合、瓜蒌霜治之。总而论之，口乃胃之门户，总以治胃为主，宜分舌热，用甘露饮、平胃散加减治之。

舌为心之苗而居口中，脏腑之气发见于口者，多着于舌，故即舌苔，可以诊知脏腑诸病。伤寒邪在表者，舌无苔；在半表半里者，舌乃有苔；入里则苔结矣。故凡有苔，皆系内证。苔白为湿热，小柴胡汤加花粉、石膏、滑石、木通治之。苔黄为燥热，犀角地黄汤加知母、石膏、天花粉、大黄、枳壳治之。黑苔芒刺为实热，大承气汤治之。若苔黑而舌滑润者，乃水极似火，真寒假热之证，四逆汤加猪胆汁、人尿、葱白治之。血家虚火，又宜地黄汤加肉桂、牛膝、五味子、龙骨以引导之。

又凡舌肿舌裂，痛疮等证，均是心脾火毒，泻心汤治之，大清凉散亦治之。若舌根木强或舌短缩者，皆是少阴经风邪内动，阴火上腾之候，地黄饮子加羚羊角治之。

上所论口舌诸证，血家间亦有之，要宜以血证为主，参以上各法，斯为本末兼权之术。

咽　　喉

咽喉为肺之关，胃之门，少阴心脉之所络，肝经冲脉之所夹，凡此四经，皆血之所司也，故失血家往往有咽痛之证。凡咽痛而声不清利者，为肺火。肺主气，气管中痛，故声不清利，甘桔汤加马兜铃、黄芩、杏仁、川贝母、黄连、麦冬、百合、薄荷治之。凡咽痛而饮食不利者，胃火也。胃上口为食管，食管痛故饮食不利，白虎汤加金银花、大黄、桔梗、枳壳治之。咽喉作痛，而上气颊赤者，肝经冲脉逆上之火也，宜玉女煎加旋覆花、射干，再用盐炒安桂少许以引火下行。喉中塞肿及溃烂，皆是少阴心经之火，宜泻心汤加豆根、牛蒡子、桔梗、甘草、薄荷、细辛、胆南星、牛黄治之。肿塞者，外用人爪甲、鸡内金、急性子，全蝎合巴豆炒过，去巴豆，再加火硝、硼砂、冰片、胆矾、青黛、黄连、枯矾吹上，吐痰血即愈。溃烂者，外用雄黄、黄连、珍珠、桑螵蛸、寒水石、牛黄、硼砂、麝香吹之。又有梅核证，在痰饮门参看。

再按血家咽痛，多是肺胃虚火及冲脉火逆，吾于咳嗽诸条言之甚详。痨虫蚀咽见声音门，宜参汇。

声　音

失血家初病失音，多是风火。声音者，肺之所主，肺金清朗则声音显明。失血家，肺金阴虚，为火所克，肺窍不通，鼻塞声闭。若系外感闭其气者，宜小柴胡汤加杏仁、桔梗、荆芥、薄荷治之。若是肺中实热，壅遏其窍而声音闭者，人参泻肺汤治之。又有津液干枯，肺痿叶焦，声音嘶小者，乃失血之虚弱证，人参清肺汤、清燥救肺汤治之。常用白蜜、川贝母、人参、胡桃、百合蒸服。又有痨虫居于肺间，啮坏肺脏，金蚀不鸣，喉中痒咳，喘热难已，此为痨瘵难治之证，宜百部、人参、明雄、獭爪、白及、百合、蚕砂、麝香、桔梗、甘草、獭肝、鳗鱼骨治之。又凡痨瘵而咽喉破烂者均在不治。总宜上方，外用珍珠、人参、牛黄、明雄吹之。

夫声音者，气所从出也。气根于肾，故声音之出，实由肾生，气不归元则咳愈甚，气愈乏而声愈干，宜以都气丸主之，加人参、沉香、诃子，肾气丸亦治之。

腹　痛

血家腹痛多是瘀血，另详瘀血门。然亦有气痛者，以失血之人，气先不和，是以血不平而吐衄。但血家气痛与杂病气痛有别。杂病气痛则痛之甚，血家气痛不大甚，但觉胸腹之中不得和畅，有郁滞结聚之形，宜逍遥散加姜黄、香附子、槟榔、天台乌药治之。再参瘀血痞满门更详。

痹　痛

身体不仁，四肢疼痛，今名痛风，古曰痹证。虚人感受外风，客于脉分则为血痹。仲景用黄芪五物汤，以桂枝入血分，行风最效。失血家血脉既虚，往往感受外风发为痹痛，或游走不定，或滞着一处，宜黄芪五物汤重加当归、丹皮、红花。如血虚火旺之人，风中兼火，外风痹证，内见便短、脉数、口渴等证，则不宜桂枝之辛温，宜四物汤加防风、柴胡、黄芩、丹皮、血通、秦艽、续断、羚羊角、桑寄生、玉竹、麦冬治之。血虚生风，往往而然，当归、红花、荆芥，酒水煎服。瘀血窜走四肢，亦发疼痛，证似血痹。惟瘀血之痛多如锥刺，脉不浮，不拘急，此略不同，另详瘀血门。

又有周痹脚气，痰湿走注者，皆系杂证，此不具论。

痿　废

痿者，足废不能行之谓，分五痿治之。心气热则脉痿，筋纵而不任地，天王补心丹加丹皮治之。肝气热为筋痿，则筋急而挛，四物汤加羚羊角、续断、山茱萸、黄柏、地骨皮治之。脾气热为肉痿，胃干而渴，肌肉不仁，四物汤加人参、山药、黄芩、黄柏、泽泻、云苓治之。肾气热则骨痿，腰脊不举，地黄汤及大补阴丸治之。肺气热则津痿，不能灌溉于足，疲乏不行，清燥救肺汤治之。以上治法，虽分五脏，而总系阴虚热灼，筋骨不用之所致。欲热之退莫如滋阴，欲阴之生莫如独取阳明。阳明者，五脏六腑之海，主润宗筋，宗筋主束骨而利机关。阳明虚则宗筋纵，带脉不引，故足痿不用也，宜琼玉膏加玉竹、煅石膏、石斛、花粉、珍珠、竹茹治之，玉女煎加犀角亦治之。然痿废之原虽在于胃，而其病之发见则在于筋骨，凡虎骨、龟板、鹿筋、猪脊髓、牛骨髓、狗脊、骨碎补、牛膝、苡仁、枸杞子、菟丝子、续断皆可加入，以为向导。

痿证与脚气有异，切不可误用风药。

遗 精

世谓上吐血下遗精其病不治，谓其上逆下竭，立见消耗也。然病此者，但未沉久，犹可图治。盖遗精失血，虽是两病，其实一而已矣。精者肾中阳气所化，乃天一所生之癸水也。女子十四，则癸水至于胞中，而冲任两脉即通，将心火所化之血，转输入胞，与癸水交合，水从血化，是为月信。男子十六，则癸水亦至于胞中，而冲任两脉亦输血入胞，与癸水合，血从水化，是谓之精。胞者精之舍，即血之室也。吐衄者是胞中血分之病，遗精者是胞中水分之病。血与水，上下内外，皆相济而行，吾已言之屡矣。故病血者，未尝不病水，病水者，亦未尝不病血也。是以吐血多兼痰饮，瘀血亦变水肿，淋秘亦有下鲜血者，以血与水原相倚伏耳。精者水之所化，遗精者水病也，而又吐衄是血亦病也。先吐血而后遗精是血病累及于水，先遗精而后吐血是水病累及于血。治法无论先后，总以治肝为主。胞宫乃肝之所司，精与血皆藏于此。治血者必治胞，治精者亦必治胞，胞为肝所司，故皆以治肝为主，肝寄相火，气主疏泄，火炽气盛，则上吐血而下遗精，地骨皮散加柴胡、胡黄连、知母、黄柏、牡蛎、龙骨、茯苓、蒲黄、血余治之，丹栀逍遥散加阿胶、龙骨、牡蛎、蒲黄以平之。吐血甚而遗精轻者，以治吐血为主，生地黄散加金樱子、牡蛎治之。遗精甚而吐血轻者，以遗精为主，地黄汤加血余、龙骨、牡蛎治之。

仲景治遗精，有用天雄附子法，肾气不纳，心火不下交于肾有用肉桂法，皆阳虚之证也。若失血家，则多是火遗，即心肾不交，亦是水不济火。其为梦遗，十之八九，盖肝经火旺，则魂不内守，恍惚有见。亦有无梦而遗，仍属相火之甚者，火甚则神不清，是以昏沉迷闷，不觉精之走失，此较有梦而遗者，其火更甚，毋得误认为阳虚之证也，大补阴丸加生枣仁、牡蛎、龙骨、茯神治之。若气不摄精者，其人必见虚寒之伏，不徒以有梦无梦为别也。

淋浊

淋者小便短数，淋沥不通之谓也。单病此者，自有诸书可考。血家病此，特其兼见者耳。然二便为消息之门户，若一闭塞，则上、中焦不得消息，故《伤寒论》有言急下者，有言当利其小便者，有言有小便则生，无小便则死者，无一不吃紧于此。此水病也，水与血相为倚伏，吾已言之屡屡。单病血不病水者易愈，以水调，则其血虽病，犹有水以濡之也。若病血而又累及于水，则上而喘咳，外而肿热，下而淋浊，均不能免。水病则无以濡血，而血证亦因以难愈矣。吾于尿血、肿咳诸条，已详言之，可以参看。

血家病淋，多是肺痿。肺主制节，下调水道。肺痿则津液不流，气不得下，而制节不达于州都，是以小便不利，宜生地、百合、天花粉、知母、杏仁、桑白皮、滑石、桔梗、猪苓、阿胶、甘草梢治之。

血家血虚火旺，心遗热于小肠，不能泌别清浊，则小便赤短淋沥，导赤饮加炒栀子、车前子、黄连、白芍、灯芯。

脾土不化亦能壅湿，使小水不利，五苓散治之，湿中挟热者，去桂尖加茵陈蒿、防己、黄柏、炒栀子。

前阴属肝，肝火怒动，茎中不利，甚则割痛，或兼血淋，宜龙胆泻肝汤加肉苁蓉，或地黄汤加肉苁蓉、黄柏、车前子治之。若血淋，则加地榆、蒲黄。

肾为水脏，膀胱为水府。肾中阴虚，水源枯竭，则小便不化，知柏地黄汤少加肉桂以反佐之。若是阳虚不能化水者，金匮肾气丸治之。

以上分别脏腑施治，即三焦为决渎之义也。陈修园用五淋散统治三焦，吾谓不如分别上中下，而又各区脏腑以施治，尤为精细。

浊者小水不清，或白或黄，或青或赤，此如暑天，洪水泥潦之类，乃湿热为之也。湿甚用胃苓汤加黄芩、黄连、黄柏、白芍治之；热甚用茵陈蒿、栀子、黄柏、秦皮、木通、车前子、防己、甘草梢治之。

又有败精为浊者，或由思淫不遂，或由淫而精停，宜萆薢分清饮加鹿角屑、桑螵蛸、白芍、肉苁蓉治之。

又有中气虚弱，小便滴在地上即变色者，宜六君子、归脾汤治之。

便闭

二便皆脾胃之出路。小便是清道属气，大便是浊道属血。失血家，血虚便燥，尤其应得，四物汤加麻仁主之。血燥者加桃仁、酒军，气燥者加杏仁、枳壳，风燥者加皂角仁、白芷、防风，火燥者宜加枳壳、厚朴、大黄、芒硝。大肠乃胃之关门。胃为燥土，若胃有燥屎而不下者，其责不在大肠而在胃，其证口渴，手足潮热或发谵语，三一承气汤下之，或四物汤加麻仁、枳壳、厚朴、大黄以滋降之。

又小便数而不禁，大便反闭者，名为脾约。谓脾津下泄，无以润肠故也，仲景用脾约丸治之。丹溪谓宜清肺燥，肺清则小水有制，而脾得灌溉，宜用清燥救肺汤治之。

肾开窍于二阴。肾虚阴不足，无以润肠者，宜左归饮加黑芝麻、肉苁蓉治之。

肺与大肠相表里。肺遗热于大肠则便结，肺津不润则便结，肺气不降则便结。肺遗热者，人参泻肺汤治之；肺津不润者，清燥救肺汤治之；肺气不降者，清燥救肺汤合四磨汤，再重加杏仁或少加葶苈子治之。与便血条合看自明。

此外又有瘀血闭结之证。或失血之后血积未去；或跌打损伤，内有瘀血，停积不行，大便闭结；或时通利仍不多下，所下之粪又带黑色。腹中时时刺痛，口渴发热，脉带涩象，宜用桃仁承气汤治之，或失笑散加杏仁、桃仁、当归、白芍。

泻　泄

失血虚劳最忌泻泄，以脾胃败坏不能任药，且少纳谷，胃气将绝故也。杂病泻泄，用参、术、姜、苓，应手取效。此则姜、术补胃转伤其阴，下咽之后立见喘热，竟成枯骨矣。然使用滋阴之药，则脾已泄泻，益阴则愈动其泻，势必土崩不救矣。病至此者，吾莫如之何也已，拟用黄土汤，作调停之计，效否不敢必也。

以上所论，乃虚极胃将绝之泻也，如非胃气将绝之泻，便当按证治之，毋得误断其死，以恐骇病人。

湿泻者，如水倾下，肠鸣身重，其腹不痛，胃苓汤主之。

风泄者，大便不聚，或带清血，八珍汤加粉葛、丹皮、防风、白芷。

寒泄者，腹中切痛，雷鸣鸭溏，下痢清白色，附子理中汤主之，六君子汤加姜、附亦治之。

暑泄者，烦渴尿赤，暴泻如水，越鞠丸加香薷、粉葛根、连翘、车前子、牛蒡子、白芍、黄连、扁豆、枳壳、厚朴、生姜、藿香。

飧泄者，米谷不化，香砂六君子治之。此与暴注完谷为肺气迫下者不同。暴注则水与谷，食入即下为热迫，三一承气汤。

食积泄者，泻后痛减，臭如抱坏鸡子，噫气作酸。失血虚人，停食作泻者尤多，宜逍遥散或小柴胡汤加山楂、神曲、麦芽、莱菔子治之，越鞠丸、平胃散皆治之。

又有泄血泄痢者，另详便血门。

又有肾泄，五更作泄，一名晨泄。乃色欲过度，足冷气虚所致，宜四君子汤加熟地黄、枸杞子、菟丝子、巴戟天、杜仲、破故纸、肉豆蔻、五味子、山茱萸治之，猪肾一枚加故纸、小茴香、青盐烧服亦可。

饮食

水谷入胃，其浊者为渣滓，下出幽门，达大小肠而为粪，以出于谷道，其清者倏然而化，依脾气而上升于肺，其至清而至精者，由肺而灌溉乎四体，为汗液、津唾，助血脉，益气力，为生生不息之运用也。其清中之浊者，下入膀胱而为溺，此虞天民《医学正传》所论，其言水谷消化之道甚明，故全录之。凡食不化者，责之于脾，六君子汤主之。水不化者，责之于肺，二陈汤加防己、桑皮、桔梗、木通治之。消渴者，肺火也，甘露饮加花粉治之。消谷者胃火也，白虎汤加黄连、人参、枳壳、厚朴、生地黄治之。饮一溲二为下消，肾虚也，肾气丸主之。食入即吐为火逆，泻心汤加生姜、竹沥治之。但用水漱口，而不欲饮者，多是经脉中有瘀血，宜四物汤加红花、血通、干漆、冰片、葱白、桃仁治之。食入良久，翻胃吐出，或不化而飧泄者为脾不磨食，六君子汤加肉豆蔻、破故纸、吴茱萸、五味子治之。

夫人之所以能化食思食者，全赖胃中之津液，吾于总论已详言之。有津液则能化食，能纳食，无津液则食停不化。观停食病，食入反吐，粪如羊屎，可知无津液则食不能化之故矣。观禁口痢，咽干津竭，食不得下，可知无津液则食不能纳之故矣。痢证噤口者，另详便血门。膈食不化，以及血虚津枯，不思饮食者，宜用左归饮加天花粉、人参、玉竹、党参、莲米、白芍、芝麻治之。

一凡平人内伤饮食，多是中寒洞泄，治宜理中汤、平胃散以温燥之。若失血之人，内伤饮食，则反多壅实生热之证，往往手足潮热，口干气逆，冲脉作咳。若用温燥之药，不惟饮食不化，且更加壅热矣，用小柴胡汤加枳壳、厚朴、大黄，轻则加莱菔子、麦芽，越鞠丸加减亦治之。

感冒

血家最忌感冒，以阴血受伤，不可发汗故也。然血家又易感冒，以人身卫外之气生于太阳膀胱，而散布于肺，血家肺阴不足，壮火食气，不能散达于外，故卫气虚索，易召外邪，偶有感冒，即为头痛、寒热、身痛等证。若照常人治法，而用麻、桂、羌、独愈伤肺津，肺气益索而不能达，不惟涸血分之阴，愈以助气分之邪矣。治惟和解一法，为能补正祛邪，宜先生其津，使津足而火不食气，则肺气能达于皮毛，而卫气充矣。次宜疏理其气，使血分和则不留邪为患，而外邪自解矣，宜小柴胡汤加杏仁、荆芥、防风、紫苏主之。口渴，加花粉，去半夏；身痛，加粉葛根；内动痰火者，再加茯苓、旋覆花；内动寒水者，另用苏子降气汤治之。

外感风寒客于肺中，外证已退，久咳不愈者，失血家往往有之，宜千金麦门冬汤，其麻黄捣茸蜜炙，变峻为缓，以搜陈寒。寒客肺中，久则变而为热，故用此方。或小柴胡加苏子、薄荷、细辛，亦与麦门冬汤仿佛。

感冒甚重，传变为热者，宜照伤寒法治之，清热攻里，可以任量，惟失血家不得轻用吐法，戒之。

失血之人有状似感冒而实非感冒者，由于肺痿气虚，时时洒淅恶寒，鼻塞流清涕，乃金被火克，内壅外闭，卫气不布之故。只宜清养肺金，毋得妄用发散，以张火焰也。太平丸补散兼行以治之，千金麦门冬汤、小柴胡汤皆宜。小柴胡汤通上焦之津液，以调和荣卫，尤平稳而神奇。

痉　瘈

附拘急

痉者角弓反张，瘈者手足抽扯，拘急者头勾足局，肘膝相构。伤寒中风，凡遇此等，分三面治之，失血家亦宜分三面施治，而用药略有不同，胪列如下。

角弓反张者，太阳经病也。无汗用葛根汤，有汗用桂枝加葛根汤。血家病此，多是血燥生风，筋灼而挛，麻桂皆其所忌，前方不中与也。宜四物汤加葛根、防风、荆芥、独活、羚羊角、桑寄生、续断、杏仁治之。

手足抽瘈，口目斜引者，少阳经病也。伤寒中风，用大秦艽汤，此方风药虽多，尚兼滋补。血家病此，亦可借用，再加阿胶、羚羊角、人参、天花粉，以柔润熄风，则与血家更宜。面前拘急属阳明经，伤寒中风，得此者，三一承气汤治之。血家得此为阳明津液大虚，筋为之缩，法宜大生津液，玉女煎加天花粉、玉竹、葛根、竹茹、人参、麦门冬、白芍、枳壳治之。

又曰：肝主筋，肝病则惊骇、筋挛。今且不必缕分，总以治肝为主，四物汤加羚羊角、酸枣仁、木瓜、荆芥、黄芩治之。

此乃血家发痉之治法，非通治诸痉之法，读者须知。

暑　疫

暑者，湿热合气之谓也。热蒸则湿动，湿郁则热遏，湿热合化，是为暑气，月令所谓土润溽暑，此之谓矣。热甚则心烦口渴，脉数溺赤；湿甚则泄痢肿满，喘急闭闷。病状不一，总系热湿二气而已。血家阴虚，湿热之邪尤易感受，宜统以大清凉饮治之。湿甚者再加防己，虽不能尽暑之治法，然本此方以推广之，可以得变通之妙。

又有阴暑，实非暑也。乃夏月伏阴内动之寒证，毋循名而失实。疫者，四时不正恶戾臭秽之气，触人为病，病气又能传染，是名曰疫。沉冬则无，夏秋常有。其气触人皆从口鼻而入，内伏脏腑之中。发作则壮热头痛，变疟动痢，狂躁肿急，不一其形。虽有外证，不得发表，但解其里，则表气自和，清瘟败毒饮加酒大黄治之。血家阴虚，疫邪易发，故并言之。另有瘟疫专书，详明者多，宜细查阅，此第举其大意耳。

食　复

失血家，胃气清和，津液自生，火自降，痰自顺，而病亦自愈矣。若伤饮食，则中宫壅滞，气与火不得顺利，上冲于肺则为咳嗽，外蒸肌肉则发热，内郁于心则为烦。由是血不得宁，因之复发，名为食复，宜甲己化土汤加枳壳、厚朴、炒栀子、麦芽为主。咳者加紫菀、麦冬、五味子、杏仁；发热者加石膏、知母；心烦者加黄连、当归；腹痛者加酒大黄；已动血者加桃仁、苏木，或用逍遥散照上加减法，亦调和胃气之善方，小柴胡汤亦可。仲景治食复，言有宿食者，皆主芍药、大黄，义取二物力能推荡。盖宿食不去，不独阻新食之进，且伤气壅邪，转生诸疾。故主大黄以速去之，以免伤其正气，胜楂、曲之功千万。医者须知此理，临证庶有胆识。

夫失血之人所以易于停食者，多是胃中有热，贪多饮食，既食之后，脾津枯少，不能糜烂消化，是以易于停食，宜四君子汤加黄精、山药、玉竹、天花粉、麦芽、白芍、生地黄、枸杞子、当归、麦冬、山楂、萝菔汁煎服。此等治法，但读东垣《脾胃论》者，断不能知。

劳　　复

附怒复

静则气平而生阴，动则气躁而生阳，烦热喘咳，随之而作。失血病因劳动而复发者十之五六，亟宜调息瞑目，以收敛浮动之气，使阴生阳秘，而血乃不复动矣，人参固本汤加蒲黄、苏木治之。烦热甚者，宜用地骨皮散加炒栀子、蒲黄。喘咳甚者，宜人参清肺汤治之，或三才汤加五味子、云茯苓、沉香、甘草，清燥救肺汤亦治之。血复止后，多饮独参汤，熟睡以息之。

怒复者，怒气伤肝，相火暴发，而血因奋兴，当归芦荟丸以泻之，龙胆泻肝汤以清之，丹栀逍遥散以和之，小柴胡汤加牡蛎、青皮以抑之。血潮不止者，泻心汤加当归、白芍、沉香、香附子、降真香以止之，十灰散用香附子、槟榔、童便醋调服以止之。去血过多，则阴愈伤，阳愈亢，怒气愈不能平，宜当归、人参、沉香、香附子、生地黄、五味子以大补之，少与之食，以消息之。

总之，失血之人，戒劳更要戒怒。《医学考辨》有戒怒诗云：病家误，戒忿怒，忿怒无非些小故，血随气上不循经，犹如轻车就熟路。吾临血证多矣，每有十剂之功败于一怒。病家自误，医士徒劳，堪发一叹。

时　复

时复者，谓血家春夏得病，至次年春夏复发；秋冬得病，至次年秋冬其病复发，值其时而仍病，故曰时复。夫人身五脏六腑，与天之气运呼吸相通，原是一体，故天之阴阳能媾人之疾病。其实非天病人也，乃人身气血先有偏盛，故感天气之偏盛而病遂作焉。

血家病得于春者，乃肝经血虚火旺，春木之气内通于肝，肝经感木气，而风动火发，故值春时，旧病复发。其已发吐血者，宜地骨皮散加蒲黄、黄芩、龙胆草、杏仁、柴胡、荆芥、醋炒大黄治之。尚未发作者，须服五味逍遥散加牡蛎、阿胶、龙骨、香附子、五味子，或用左归饮加阿胶、龟板、牡蛎、五味子以滋养之，使肝肾阴足，则火伏而不动矣。凡冬日春时得血病者，均宜用此法以养肝肾，使阳气封谧而不泄，斯病不发矣。又凡肝经火动者，必先有热蒸口苦，魂梦不宁诸证，柴胡清骨散亦治之。

失血之病得于夏者，乃心经火旺，次逢夏月复发，宜泻心汤加丹皮、蒲黄、生地黄、木通、甘草梢、降香、牛膝。其未发时，若见烦热，即宜预服生地黄散以遏止之，或天王补心丹以养之。又按夏月暑盛，病多发于阳明，以阳明主燥热，暑热相合故多属阳明。病在阳明者，口渴身热，烦躁便闭，恶闻人声，脉势洪大。以此为辨，其吐出之血亦必甚多，宜犀角地黄汤加葛根、金银花、知母、蒲黄、大黄、枳壳。若尚未动血，初觉发热口渴者，玉女煎加蝉蜕、秦皮、茵陈、枳壳，或先服甘露饮以养胃阴，免动燥气。

秋乃金令，肺气主之。凡失血家至秋时皮毛收敛，未能秘密，往往外合风气，内蕴热邪，发咳动血，尤为容易，病家医家，皆须善为调理，庶可补天再造也。若是秋时得病，是病本得于肺，次逢秋月，本脏不润，复发痿燥而咳血者，清燥救肺汤加生地、蒲黄治之，人参清肺汤加紫菀、当归、蒲黄亦可。葛可久太平丸既滋肺阴，兼清风痰，尤治肺良方。若肺气郁而不布，卫阳不外达，津液不下降，皮毛洒淅，寒热作咳者，宜小柴胡加荆芥、防风、桔梗、杏仁、蒲黄、苏木、瓜蒌根、麦冬、桑皮、全皮、枇杷叶治之。风寒客于肺中，久咳不止者，宜千金麦门冬汤，其麻黄捣茸炙过，以搜陈寒，或重用太平丸重加薄荷，亦和散之法。

冬令属水，肾气主之，此时阴气坚凝，则阳气潜藏，龙雷不作。若阴气不足，则阳气不潜，况此时阳气皆入于内，人身阴虚者，既多内热，加以阳气入内，两热相合，致失冬令寒热之象，此与冬行夏令无异，是以火迫血动而复发也。治法宜滋肾阴，泄内热，使其阴凝阳秘，复成为大冬之令，斯病愈矣。已动血者，玉女煎加蒲黄、丹皮、苏木，继服大补阴丸、六味丸以收功。乘其未发，先用麦味地黄汤滋之。火之不藏，如三冬不雪，腊月鸣雷。潜纳阳气皆可加龙骨、牡蛎，吾于冲脉言之甚详，须参看。

凡物有根者，适时必发。失血何根？瘀血即其根也。故凡复发者，其中多伏瘀血，以及遇节气，遇阴雨而即蒸热发动者，均是瘀血为病，宜血府逐瘀汤加干漆、桃奴治之，或用仲景大黄䗪虫丸少少与之。此理须知，方不为血证所瞒。

房劳复

血之运行，听命于气。气乃先天肾水之中一点生阳，静而复动，化生精血。若以房劳伤其精血，则水虚而火发，气动而血升，乌在其病之不发乎，宜都气丸加麦冬、龟鹿胶治之。火盛者，大补阴丸加鹿胶、桑螵蛸、海螵蛸治之，或加味虎潜丸脾肾兼治，或三才汤加桑螵蛸、秋石、海粉、黄柏、紫梢花治之。失血之人，以养息为第一，若不忌房劳，是自促命期，于医何咎。

附：抱儿痨论

世谓妇人有胎，复得咳嗽，发热骨蒸，或吐血，或梦交，名为抱儿痨。其胎不能孕满十月，或七、八月，或五、六月，胎便萎堕，儿不长成。其母坐产之后，不得满月，定然废命。古书不见名论，俗医又无治法，世皆以死证目之，而死者果相接踵，良可哀也。夫妇人怀孕，其气血既结养胞胎，又加以病，再耗其气血，一身之气血无多，那堪两件消耗，是以其胎不能长养，而母被胎困，又受病侵，双斧伐枯树，不死何待。顾其受命之重，诚如所云，而果得治法，何难起死回生哉。吾妻病此，亲手调治，竟得保全，始知抱儿痨之所以不起者，失治之咎耳。夫妇人血和，然后有子，血病于是胎病，治之之法，总视其证，有时以安胎为主，胎安则母自安，有时以治病为主，病去则胎自固。据其见证，照病用药，自无不愈者也。大旨此病，世皆谓为极虚之证，而不知此病多是实邪。何以言之，盖人身除肠胃中，皆不可有物塞碍。是以针砭刺穴，停住片时，即能堵塞其气。况胎乃顽然一大物，塞于下部则气实而喘，气逆而呕，气盛而为火，皆以其壅塞故也。夫人之怀孕，不啻藏珍，而胎之病人，有如积块，是以怀孕之脉，沉分搏指，亦与下焦积块之脉相似。第积块攻而通之，则实邪去而人安，胎则无攻通之法，是以不便施治。然有逆实之证，亦须消息，以补兼攻，斯不至留病为患。盖必摆脱一切拘禁，而后可救皆不能救之死证。《内经》云：有故无殒也。则知不拘禁例，一意治病为安胎最上之法。故抱儿痨，吐血逆满，不须顾胎，直宜凉血泄瘀，丹皮、桃仁皆所不忌，瘀血既去，则不壅热，去旧生新，胎反得新血之养。若气逆火甚，非寻常杏仁、枳壳、枯芩等药所能治者，酒炒大黄亦间可用。又凡此病，皆胎气壅于下部，反而上熏肺金，直当其气，故治抱儿痨以保养肺金为第一要法，清燥救肺汤、紫菀散主之。痰凝气阻，咳逆不休者，豁痰丸治之。水饮冲肺，肺胀咳嗽，不得卧息者，葶苈大枣泻肺汤主之。桔梗宁肺汤补泻兼行，保和汤多补少泻，皆宜酌用。此病发于胞中，其本在下，清理肺金不过治标之法耳。然胎在下部，既不能攻治其本，则不得不重治其标，保助肺金，以敌病气，虽病气上熏，亦无碍也。且肺为华盖，位虽居上，而通调水道，下输膀胱，又主制节，下达大肠。肺调则大肠不滞，气得从大肠而泄，则胎虽阻之，而上熏之势亦稍杀矣。肺调则小水通利，气得从小水而泄，则胎中之气，亦得从小水泄下。盖膀胱者，胞之室，膀胱畅则胞气可借之得舒，而上熏之热亦少杀矣。若大便燥结者，急宜用清燥救肺汤加火麻仁、白芍、肉苁蓉、枳壳、厚朴、当归治之。若小便不利者，急宜用清燥救肺汤加草梢、生地、木通、防己、知母、桑皮治之。且小便出膀胱，属太阳经，主皮毛；大便出大肠，属阳明经，主肌肉。二经调达，则肌肉皮毛之气皆清理而不滞，自不发寒蒸热矣。第皮毛肌肉之属气分者，既可以免，而腠理之热属血分者，并不关于二经。人身腠理之气，乃三焦所司，三焦属相火，内寄于肝胆，而下藏于胞室。今胞室既为胎所占，则相火上壅而为呕吐，失血者往往而然。相火之气循经外达，壅于腠理则生寒热，甚则骨蒸。推原其故，以胞室为胎所占，相火不得任意游行，是以壅遏。此时不能夺去其胎，只得清泄胞中之气，使相火有所泄，斯不致大壅耳，宜四物汤加黄柏、知母、赤茯苓、泽泻、山萸肉、甘草梢、肉苁蓉，此是治胞室以滋相火之本也。外用小柴胡汤以和其腠理。蒸热之甚者，可用清骨散以泻之，此是治少阳以清相火之标也。是时胞宫不便重治，只合多清少阳以重治其标，即不痊愈，而亦杀其病气矣。如欲胞室腠理面面兼治，则宜四物汤合柴胡清骨散治之。夫抱儿痨之病根虽在胞，而其受病则在于肺。惟其肺金津虚，无以转输于下，是以胞中之水火，皆得泛上而为病。无论咳热诸证，总宜大滋其肺，使肺津得调，肺气得降，则胞中之水火虽欲上逆而亦不为害，救肺汤、紫菀散、太平丸、保和汤、人参清肺汤、阿胶泻白散可常服之。第胞宫之水火上逆，则病见肺，而水火之实，又实根于肾中。胞宫之相火，肾中之阳也，胞宫之水阴，天癸之水也。须极力滋补其肾，使水化则不为痰，阴足则不动火，此为正本清源之治。肾中阴虚而火动者，则水结为痰、为咳、为肿、为淋闭、骨蒸，地黄汤加杏仁、五味子、麦冬、桑皮、黄柏、知母以清之。肾中阳虚不化水者，则水停为饮、为咳、为肿、为淋闭，清谷不化，宜地黄汤加故纸、杜仲、艾叶、附片、台乌药、沉香、木通以温其阳。若肾中痰火上逆之至，喘咳不止，胎亦上逼，照上用六味地黄汤加龙骨、牡蛎、钟乳石、牛膝、半夏、五味子、麦门冬、川贝母治之。此坠降之药，各书俱云堕胎，然无病之胎固忌此等，今既有肾气逆上之病，高者抑之，有病受坠而下之，乃适当其胎之正位，胎反其位而不上逼，何堕之有。至于气逆之极，发动吐血，呕咳呃哕，诸般上逆之证，宜降气者，枳壳、厚朴、葶苈子、槟榔任量而施；宜降火者，酒大黄、胡黄连、知母、黄柏、龙胆草随宜取用亦所不妨。况乎胎中吐血，多因素有瘀血阻滞胎气，两不相容，是以动血。欲去瘀血，凡桃仁、丹皮、五灵脂、红花、延胡索等皆宜用之。若徒守拘禁，与养痈成患无异。医者果能破除俗见，而参透其所以然，于治抱儿痨，何难起死回生哉。

又曰，用药虽不必徒守拘禁，然亦须审病，中病而止。勿毫无顾忌而不知轻重也，慎之。

产母之所以系胎者，带脉也。带脉解则胎坠矣。若见腰痛之证，则早用当归、白术、熟地、淮山药、杜仲、故纸、山萸肉、龟胶、黄柏、黄芪、知母、菟丝子、甘枸杞、续断、云茯苓治之。其余带脉治法，详经血、产血门。产母既病抱儿痨，困惫之极，胎不能保，则亦无须存胎，但以安保产母为急，归芎汤加人参、糯米、苎根、阿胶听其安可也，堕亦可也。胎既下后，但照正产，按法治之，去瘀生新，自无不愈。

再按抱儿痨，产前已大虚耗，一旦产后，必见险危之证，较之寻常正产更宜预防。一汗出不止，独参汤救之，浮热脉大者加附子以引阳入阴。此虽胎前常病，火燥而至，是阳气欲脱，不得仍照火燥治法，四物汤加炮姜，亦是从阴引阳之法，皆可审用。一喘促为气脱之候，参附汤加五味、沉香治之。一血崩为血脱之候，归脾汤加血余灰、棕灰、海螵蛸、鱼胶治之。亦有怒动肝火而血崩者，归脾汤加柴胡、栀子治之。此三危证，正产有之，病抱儿痨者在所必有，医家、病家皆宜预防。

夫胎前属实热，产后属虚寒，平人大抵然也。至于病抱儿痨者，胎前之病，无一非热，至于产后，则不尽虚寒。盖胎前已病阴虚，而产后去血过多，其阴愈虚，发热发咳，尤属痿燥之极，若徒守产后宜温补之说，鲜不促命，宜左归饮加阿胶、天花粉、百部、人参、麦门冬、玉竹、五味子治之。骨蒸咳逆者，团鱼丸治之。阴虚火动挟水饮而上干者，四物汤合二陈汤，再加柴胡、黄芩、姜汁、竹沥、竹黄、胆南星、金箔、牛黄治之。其余杂证均照产科治法，自无不愈。兹所论者乃抱儿痨，产后之治法，与正产略异，然亦第举其端，尚待医士扩而充之。

一凡治抱儿痨，必先熟吾书中经血、胎血、产血诸门，而于各女科又有参酌，庶克有济。

一凡抱儿痨，须在初病时即行调治。治或未愈而用药不错，庶几产后可以治愈。如不知治法，则产后必亡，医家、病家两宜慎之。

以上所论抱儿痨治法，已具大略。而内中又或加外感，则宜照血家感冒之法加减治之；或加内伤，则宜照血证饮食诸法加减治之；或添怒气而病增，则宜照怒复条内所用诸药治之；或加房劳而病剧，则宜照房劳复条内所用诸药治之。法外有法，难以笔传。

血证论

七卷

四川彭县容川唐宗海 著

仲景泻心汤

大黄酒炒，二钱　黄连三钱　黄芩四钱

心为君火，化生血液。是血即火之魄，火即血之魂。火升故血升，火降即血降也。知血生于火，火主于心，则知泻心即是泻火，泻火即是止血。得力大黄一味，逆折而下，兼能破瘀逐陈，使不为患。此味今人多不敢用，不知气逆血升，得此猛降之药，以损阳和阴，真圣药也。且非徒下胃中之气而已，即外而经脉、肌肤，凡属气逆于血分之中者，大黄之性，亦无不达。盖其气最盛，凡人身气血凝聚，彼皆能以其药气克而治之，使气之逆者，不敢不顺。今人不敢用，往往留邪为患，惜哉！方名泻心，乃仲景探源之治。能从此悟得血生于心，心即是火之义，于血证思过半矣。

十灰散

大蓟　小蓟　茅根　棕皮　侧柏　大黄　丹皮　荷叶　茜草　栀子各等分

上药烧存性为末，铺地出火气，童便酒水随引。黑为水之色，红见黑即止，水胜火之义也，故烧灰取黑。得力全在山栀之清，大黄之降，火清气降，而血自宁。余药皆行血之品，只借以向导耳。吹鼻止衄，刃伤止血，皆可用之。

独参汤

人参二两

浓煎，细咽，熟睡。取养胃之阴，安护其气，气不脱则血不奔矣。世以人参补气，便认为阳药，不知人参柔润甘寒，乃滋养中宫津液之药。人之真气，生于肾中，全赖水阴含之，出纳于肺，又赖水津以濡之。故肾中水阴足，则气足而呼吸细，肺中之水津足，则气足而喘息平。人参滋补中宫之津液，上布于肺，下输于肾，故肺肾之气，得所补益。世人不知气为水之所化，而以气属阳，妄指参为阳药。幸陈修园力辨其诬，然修园谓壮火食气，参泻壮火故补气，其说犹有隔膜，尚未识气即是水之理。吾于总论言之甚详，须知气即是水，而人参之真面乃见。

甘草干姜汤

甘草三钱，炙　干姜二钱，炮　五味子一钱

甘草炙过，纯于补中；干姜变黑，兼能止血。二药辛甘合化，扶阳气以四达，血自运行而不滞矣。惟五味收敛肺气，使不上逆，以止气者止血，凡阳虚脾不摄血者，应手取效。但血系阴汁，亏血即是亏阴。刚燥之剂，往往忌用，必审其脉证，果系虚寒者，始可投此方。

四物汤

当归四钱　生地四钱　川芎二钱　白芍三钱

柯韵伯曰：心生血，肝藏血。故凡生血者，则究之于心；调血者，当求之于肝也。是方乃肝经调血之专剂，非心经生血之主方也。当归和血，川芎活血，芍药敛血，地黄补血。四物具生长收藏之用，故能使荣气安行经遂。若血虚加参、芪，血结加桃仁、红花，血闭加大黄、芒硝，血寒加桂、附，血热加芩、连。欲行血去芍，欲止血去芎。随宜加减，则不拘于四物矣。如遇血崩、血晕等证，四物不能骤补，而反助其滑脱，又当补气生血，助阳生阴长之理。盖此方能补有形之血于平时，不能生无形之气于仓卒。能调阴中之血，而不能培真阴之本。韵伯此论，虽有不足于四物，然谓四物为肝经调血之专剂，则深知四物之长者矣。盖肝主藏血，冲任血海，均属于肝，故调血者，舍四物不能为功。

白虎汤

石膏一两　知母五钱　甘草二钱　粳米一撮

四药甘寒，生胃阴，清胃火。阳明燥热得此，如金飚夕起，暑酷全消，故以秋金白虎名汤，乃仲景伤寒阳明之正方。借治血症，脉洪大、发热、口渴者，尤有捷效。

佛手散即归芎汤。

当归五钱　川芎三钱

酒水各半煎服。辛以行气，温以行血，有汁能生血。二味为活血行血之要药。

失笑散

蒲黄三钱　五灵脂五钱

蒲生水中，花香行水，水即气也，水行则气行，气止则血止。故蒲黄能止刀伤之血，灵脂气味温行以行血。二者合用，大能行血也。

大柴胡汤

柴胡三钱　半夏三钱　白芍三钱　黄芩三钱　枳壳二钱　大黄钱半　生姜三钱　大枣三枚

黄芩一味清表里之火，姜、枣、柴胡使邪从表解，半夏、白芍、枳壳、大黄使邪从里解。乃表里两解之剂，而用里药较多。后之双解散、通圣散，皆从此套出。借治血症，或加表药，或加血药，可以随宜致用。

逍遥散加丹栀名丹栀逍遥散。

柴胡三钱　当归四钱　白芍三钱　白术三钱　云苓三

钱　甘草钱半　薄荷一钱　煨姜三钱　丹皮三钱　栀子二钱

此治肝经血虚火旺，郁郁不乐。方用白术、茯苓助土德以升木，当归、白芍益荣血以养肝，薄荷解热，甘草缓中，柴、姜升发，木郁则达之，遂其曲直之性，故名之曰逍遥。如火甚血不和者，加丹皮、山栀清理心包。心包主火与血，为肝之子，为火之母，治心包之血，即是治肝之血，泻心包之火，即是泻肝之火，以子母同气故也。

当归芦荟汤

当归一两　胆草一两　芦荟五钱　青黛五钱　栀子一两　黄连一两　黄柏一两　黄芩一两　大黄五钱　木香二钱半　麝香五分

旧用神曲糊丸，姜汤送下。借治血病，用酒丸，童便下，尤佳。人身惟肝火最横，每挟诸经之火，相持为害。方用青黛、芦荟、胆草直折本经之火，芩、连、栀、柏、大黄分泻各经之火。火盛则气实，故以二香以行气。火盛则血虚，故君当归以补血。治肝火决裂者，惟此方最有力量，莫嫌其多泻少补也。

地黄汤

熟地一两　山药五钱　山萸肉五钱　茯苓三钱　丹皮三钱　泽泻三钱

陈修园谓：人之既生，以后天生先天，全赖中宫输精及肾，而后肾得补益。谓此方非补肾正药，然肾经水虚火旺者，实不可离。方取熟地以滋肾水。而又恐肝木盗水之气，故用山萸以养肝之阴，补子正以实母也。再用山药补脾土，启水津以给肾。用丹皮清心包，泻火邪以安肾。

庶几肾中之水得以充足。特虑有形之水质不化，则无形之水津亦不能生，尤妙茯苓、泽泻化气利水，以泻为补，虽非生水之正药，而实滋水要药。

花蕊石散

花蕊石煅为末，每服三钱

男用酒调服，女用醋水服。瘀血化水而下。按此药独得一气之偏，神于化血。他药行血皆能伤气，此独能使血自化，而气不伤，真去瘀妙品。

柏叶汤

侧柏叶三钱　炮姜钱半　艾叶三钱　马通二两

热气藏伏于阴分，逼血妄行不止。用姜、艾宣发其热，使行阳分，则阴分之血无所逼而守其经矣。柏叶属金，抑之使降。马为火畜，同气相求，导之使下，则余烬之瘀，一概蠲去。此为热伏阴分从治之法。乃久吐不止，一切寒温补泻，药几用尽，因变一法，以从治之。凡遇热证，用之须慎。若系寒凝血滞者，则无不宜。马通汁，即马粪泡水，无马通，以童便代之。

人参泻肺汤

人参三钱　黄芩三钱　栀子三钱　枳壳二钱　甘草一钱　连翘一钱　杏仁三钱　桔梗二钱　桑皮三钱　大黄一钱，酒炒　薄荷一钱

葶苈大枣泻肺汤，是泻肺中之水，此方是泻肺中之火。肺体属金，不自生火，皆由心火克之，胃火熏之也。故用栀子、连翘以泻心火，黄芩、大黄以泻胃火。肺为火郁，则皮毛洒淅，用薄荷以发之。肺金不清，则水道不调，用桑皮以泄之。火盛即是气盛，用枳、桔、杏仁以利之。

而人参、甘草又补土生金以主持之。补泻兼行，调停尽善，实从葶苈大枣汤套出，变泻水为泻火之法。凡上焦血滞痰凝，因火所致者，均可随证加减。

甲己化土汤

白芍五钱　甘草三钱

杨西山《失血大法》，以此为主方，而极赞其妙。其实芍药入肝，归、芎、桃仁善去旧血以生新血，佐黑姜、炙草引三味入于肺肝，生血利气，为产后之圣药。各书多改炙草为益母草，不知益母乃凉血利水之药。此方取其化血即能生血，如益母草，焉有生血之功，与方名相左。吾以为治红痢，尿血，或可用之，若此方断不可用。

牛膝散

牛膝三钱　川芎钱半　蒲黄三钱　丹皮三钱　桂心三钱　当归四钱

当归、川芎、蒲黄、丹皮四药和血，桂枝辛温以行之，牛膝下走以引之。用治下焦瘀血，温通经脉，无不应验。方义亦浅而易见。

桃仁承气汤

桃仁五钱　大黄二钱　芒硝三钱　桂枝二钱

桂枝禀肝经木火之气，肝气亢者，见之即炽，肝气结者，遇之即行，故血证有宜有忌。此方取其辛散，合硝、黄、桃仁，直入下焦，破利结血、瘀血去路，不外二便，硝、黄引从大便出，而桂枝兼化小水，此又是一层意义。

小调经汤

当归三钱　赤芍三钱　没药二钱　琥珀二钱　桂枝二钱　细辛五分　麝香少许

当归补血；赤芍行血；树脂似人之血，没药为树脂所结，故能治结血；琥珀乃树脂所化，故能化死血。四药专治瘀血，亦云备矣，而又恐不能内行外达也，故领以辛、桂、麝香，使药性无所不到，而内外上下，自无伏留之瘀血。所以不循经常者，多是瘀血阻滞，去瘀即是调经。

小柴胡汤

柴胡八钱，川产为真　黄芩三钱　半夏三钱　大枣三枚　人参二钱　甘草一钱　生姜二钱

此方乃达表和里，升清降浊之活剂。人身之表，腠理实营卫之枢机；人身之里，三焦实脏俯之总管。惟少阳内主三焦，外主腠理。论少阳之体，则为相火之气，根于胆腑。论少阳之用，则为清阳之气，寄在胃中。方取参、枣、甘草以培养其胃，而用黄芩、半夏降其浊火，柴胡、生姜升其清阳。是以其气和畅，而腠理三焦，罔不调治。其有太阳之气，陷于胸前而不出者，亦用此方。以能清里和中，升达其气，则气不结而外解矣。有肺经郁火，大小便不利，亦用此者。以其宣通上焦，则津液不结，自能下行。肝经郁火，而亦用此，以能引肝气使之上达，则木不郁，且其中兼有清降之品，故余火自除矣。其治热入血室诸病，则尤有深义。人身之血，乃中焦受气取汁变化而赤，即随阳明所属冲任两脉，以下藏于肝。此方非肝胆脏腑中之药，乃从胃中清达肝胆之气者也。胃为生血之主，治胃中，是治血海之上源。血为肝之所司，肝气既得清达，则血分之郁自解。是正治法，即是隔治法。其灵妙有如此者。

犀角地黄汤

犀角钱半　生地五钱　白芍三钱　丹皮三钱

犀牛土属，而秉水精；地黄土色，而含水质。二物皆得水土之气，能滋胃阴，清胃火，乃治胃经血热之正药。然君火之主在心，故用丹皮以清心。相火所寄在肝，故用白芍以平肝。使君相二火，不凑集于胃，则胃自清而血安。

甘露饮

天门冬三钱　麦门冬三钱　生地黄三钱　熟地黄三钱　黄芩三钱　枳壳一钱　石斛三钱　茵陈三钱　甘草一钱　枇杷叶二片，去毛

陈修园曰：胃为燥土，喜润而恶燥，喜降而恶升。故用二地、二冬、石斛、甘草润以补之，枇杷、枳壳降以顺之。若用连、柏之苦，则增其燥。若用芪、术之补，则虑其升。即有湿热，用一味黄芩以折之，一味茵陈以渗之足矣。盖以阳明之治，重在养津液，方中地、冬等药，即猪苓汤用阿胶以育阴意也；茵陈、芩、枳，即猪苓汤用滑、泽以除垢意也。

清燥救肺汤

人参一钱　甘草一钱　黑芝麻一钱　石膏二钱，煅　阿胶一钱　杏仁一钱，去皮尖　麦冬二钱　枇杷叶炙，一片　桑叶冬，三钱

喻嘉言曰：诸气膹郁之属于肺者，属于肺之燥也，而古今治气郁之方，用辛香行气，绝无一方治肺之燥者。诸呕喘痿之属于上，亦属于肺之燥也。而古今治法，以痿呕属胃经，以喘属肺，是则呕与痿属之中下，而惟喘属上矣，所以亦无一方及于肺之燥也。即喘之属于肺者，非行气，

即泄气，间有一二用润剂，又不得肯綮。今拟此方，名清燥救肺，大约以胃为主，胃土为肺金之母也。其天冬、知母，能清金滋水，以苦寒而不用，至苦寒降火之药，尤在所忌。盖肺金自至于燥，所存阴气不过一线，倘更以苦寒下其气，伤其胃，尚有生理乎。诚仿此增损，以救肺燥变生诸证，庶克有济。

保和汤

甘草二钱　阿胶三钱　百合三钱　知母三钱　贝母三钱　五味子一钱　天冬三钱　麦冬三钱　桔梗三钱　薄荷一钱　饴糖三钱　薏苡仁三钱　马兜铃二钱

肺经之津足，则痰火不生，而气冲和。若津不足，则痰凝火郁，痿咳交作，而气失其和矣。方用饴糖、甘草、阿胶补胃以滋肺津，复加清火、祛痰、敛浮、解郁之品，凡以保护肺金，使不失其和而已。葛可久此方，虽不及救肺汤之清纯，然彼以滋干为主，此以清火降痰为主。各之用意不同，无相诋訾。

麦门冬汤

麦冬二两　半夏六钱　人参四钱　甘草四钱　粳米一盏　大枣十二枚

参、米、甘、枣四味，大建中气，大生津液，胃津上输于肺，肺清而火自平，肺调而气自顺。然未逆未上之火气，此固足以安之，而已逆已上之火气，又不可任其迟留也。故君麦冬以清火，佐半夏以利气。火气降则津液愈生，津液生而火气自降，又并行而不悖也。用治燥痰咳嗽，最为对症。以其润利肺胃，故亦治隔食。又有冲气上逆，挟痰血而干肺者，皆能治之。盖冲脉起于胞中，下通肝肾，实则丽于阳明，以输阳明之血，下入胞中。阳明之气顺，则冲气亦顺，胞中之血与水，皆返其宅，而不上逆矣。此方与小柴胡合看更明，小柴胡是从胃中引冲气上行，使火不下郁之法，此方是从胃中降冲气下行，使火不上干之法。或去粳米加蜜，更滋润。

四磨汤

人参　乌药　槟榔　沉香

等分磨水煎服，治上气喘急。取人参滋肺，以补气之母；取沉香入肾，以纳气之根；而后以槟榔、乌药从而治之。泻实补虚，洵为调纳逆气之妙法。盖肺为阳，而所以纳气下行者，全赖阴津，故用人参以生津。肾为阴，而所以化气上行者，全赖真阳，故用沉香以固阳，为其沉水，故能直纳水中之阳也。

桂苓五味甘草汤

桂枝尖三钱　云茯苓四钱　炙甘草二钱　五味子一钱

此治肾中水气腾溢，阴火上冲，面赤咽痛，咳逆诸病。桂、苓抑水下行，水行即是气行。然逆气非敛不降，故以五味之酸敛其气。土厚则阴火自伏，故以甘草之甘补其中也。

苏子降气汤

苏子三钱　半夏二钱　当归三钱　陈皮二钱　前胡二钱　厚朴一钱　沉香一钱　甘草一钱　生姜三片

气即水也，水凝则为痰，水泛则为饮，痰饮留滞，则气阻而为喘咳。苏子、生姜、半夏、前胡、陈皮宣除痰饮，痰饮去而气自顺矣。然气以血为家，喘则流荡而忘返，故用当归以补血。喘则气急，故用甘草以缓其急。出气者肺也，纳气者肾也，故用沉香之纳气入肾，或肉桂之引火归元为引导。

肾气丸

熟地黄八钱　山萸肉四钱　山药四钱　云茯苓四钱　泽泻四钱　牡丹皮五钱　川附片三钱　肉桂二钱

肾为水藏，而其中一点真阳，便是呼吸之母。水足阳秘，则呼吸细而津液调。如真阳不秘，水泛火逆，则用苓、泽以行水饮，用地、萸以滋水阴，用淮药入脾以输水于肾，用丹皮入心以清火安肾。得六味以滋肾，而肾水足矣。然水中一点真阳，又恐其不能生化也，故用附子、肉桂以补之。若加牛膝，便具引火归元之功。若加知、柏，又治上热下寒之法。如去桂、附，加麦冬、五味，则纯于滋阴，兼治肺金。

辛字润肺膏

羊肺一具，洗　杏仁四钱　柿霜五钱　真酥五钱　真粉三钱　白蜜五钱

为末，搅匀入肺中，炖熟食。真粉即上白花粉。真酥即上色羊乳，如无，以黑芝麻捣烂代之。方取肺与肺同气，而用诸润药，以滋补之。义最浅而易见，然方极有力可用。

琼玉膏

生地一斤，汁　白蜜一斤　人参八两　云苓十二两

生地汁合白蜜入磁瓶内，云苓、人参为末，和匀，放水中煮三昼夜，悬井中一昼夜，取起，仍煮半日，白汤化服。为润利肺经之妙剂。

生脉散

人参三钱　麦门冬三钱　五味子七粒

人参生肺津，麦冬清肺火，五味敛肺气，合之酸甘化阴，以清润肺金，是清燥救肺汤之先声。

保元汤

人参三钱　黄芪三钱　黑枣三钱　炙甘草二钱　煨姜三片

草与黑枣，大补中土，再加煨姜以温之，黄芪以鼓之，人参以滋之。总使土气冲和，上生肺金，肺阳布护，阴翳自消，一切寒怯虚悸之症自除。此为温补肺阳法，与上滋肺阴法，为一寒一热之对子。

六君子汤

人参三钱　白术三钱　云苓三钱　甘草二钱　陈皮三钱　半夏三钱

四君子，补胃和中，加陈皮、半夏以除痰气。肺之所以有痰饮者，皆胃中之水不行，故尔冲逆，治胃中即是治肺。

天王补心丹

当归三钱　熟地黄五钱　生地黄三钱　远志一钱　人参三钱　丹参三钱　天门冬三钱　麦门冬三钱　元参三钱　桔梗钱半　酸枣仁三钱　柏子仁三钱　云茯苓三钱　五味子一钱

陈修园曰：心字篆文，只是一倒火耳。火不欲炎上，故以生、熟地补水，使水上交于心，以元参、丹参、二冬使火下交于肾，又佐参、苓以和心气，当归以生心血，枣仁以安心神，远志以宣其滞，五味以收其散，更假桔梗之浮为向导。心得所养，而何有健忘、怔忡、津液干枯、舌疮、秘结之苦哉。

朱砂安神丸

朱砂一钱　黄连三钱　生地三钱　当归三钱　甘草二钱

朱砂之重以镇怯；黄连之苦以清热；当归之辛以嘘血；更取甘草之甘，以制黄连之太过；地黄之润，以助当归所不及。合之养血清火，安镇心神。怔忡、昏烦、不寐之症，可以治之。

人参养荣汤

人参三钱　黄芪三钱，炙　白术三钱　甘草钱半　当归三钱　熟地四钱　大枣三枚　生姜三片　远志一钱　桂心一钱　陈皮二钱　白芍三钱　云苓三钱　五味子一钱

此方即中焦取汁，奉心化赤以为血之义。参、芪、术、草、大枣大补中焦。中焦谷化则汁益生，故加陈皮以化谷。中焦水停则谷不化，故加姜、苓以别水。水谷既化，中焦之汁自生矣，再用归、地多汁以引其汁，凡系妇人催乳，用此足矣。若必令其奉心化血，则宜加芍、味以敛之，使荣行脉中，而不外散；加桂心、远志启导心火，以助其化赤之令。补中者，开血之源也，导心者，化血之功也；敛脉者，成血之用也。此心火不足之治法，与炙甘草汤、建中汤相近。

归脾汤

白术三钱　黄芪三钱　茯神三钱　人参三钱　远志钱半　木香一钱　甘草二钱，炙　枣仁三钱　当归三钱　桂圆五枚，去壳

心主生血，脾主统血。养荣汤以治心为主，归脾汤以治脾为主。心血生于脾，故养荣汤补脾以益心。脾土生

于火，故归脾汤导心火以生脾。总使脾气充足，能摄血而不渗也。

养真汤

人参三钱　白术三钱　云苓三钱　甘草钱半　山药三钱　莲米三钱　麦冬三钱　五味八分　黄芪三钱　白芍三钱

煎去头煎，只服二、三煎，取燥气尽去，遂成甘淡之味。盖土本无味，无味即为淡，淡即土之正味也。此方取淡以养脾，深得其旨。

小建中汤

桂枝三钱　白芍四钱　甘草二钱　红枣三枚　生姜三片　饴糖一两

虚劳里急诸不足者，五脏阴精阳气俱不足也。故用姜、桂辛温以生阳，用芍、饴酸甘以生阴，大枣、甘草纯甘以补中，使中宫建立，则阳气化而上行，阴气化而下降。细按此方，乃健胃滋脾，以阳生阴之法。归脾汤从此方重浊处套出，补中汤从此方轻清处套出。

正元汤

人参附子汁煮　黄芪川芎酒煮　山药干姜煮　白术陈皮煮　云苓肉桂煮　甘草台乌煮，各等分

六药为末，盐汤下。取火烈之品，治平和之药。雄烈之味既去，诚为温补少火之驯剂。

白凤膏

黑嘴白鸭一只　大枣一升　苍术　陈皮　厚朴　甘草各三两

上四味为末，纳枣内，入鸭腹中，陈酒煮烂，食鸭肉。将

枣阴干，随用参汤、白汤化服。鸭乃血肉之品，其性滋阴，酒为五谷之精，其性和阳。合诸药养脾胃，大收纯和之效。

桂枝甘草龙骨牡蛎汤

桂枝三钱　甘草二钱　龙骨三钱　牡蛎三钱

肝寒魂怯，用辛温镇补之品，以扶肝而敛魂。心阳上越，肾阳下泄，此方皆可用之。

滑氏补肝散

枣仁三钱　熟地四钱　白术三钱　当归三钱　山茱萸三钱　山药三钱　川芎一钱　木瓜一钱　独活一钱　五味子五分

肝体阴而用阳，此以酸甘补肝体，以辛甘补肝用。加独活者，假风药以张其气也。顾欲其气之鼓荡者，则用独活；欲其气之温敛者，则用巴戟；欲其气之清平者，则用桑寄生；欲其气之疏达者，则用柴胡、白头翁。诸药皆治风之品，轻重不同，在人用之得宜。

炙甘草汤一名复脉汤。

人参二钱　地黄二两六钱　麦冬八钱　阿胶二钱　芝麻五钱　炙草四钱　大枣三枚　桂枝三钱　生姜三钱　清酒一两

此方为补血之大剂。乡先辈杨西山此方亟戒加减，惜未能言明其义。余按此方，即中焦受气取汁，变化而赤是为血之义。姜、枣、参、草，中焦取汁。桂枝入心化气，变化而赤。然桂性辛烈，能伤血，故重使生地、麦冬、芝麻以清润之，使桂枝雄烈之气，变为柔和，生血而不伤血。又得阿胶潜伏血脉，使输于血海，下藏于肝。合观此方，生血之源，导血之流，真补血之第一方，未可轻议加减也。

时方养荣汤，亦从此套出。第养荣汤较温，此方多用生地、麦冬，则变为平剂，专滋生血脉。若催乳则无须桂枝。若去桂加枣仁、远志，则更不辛烈。若加丹皮、桃仁，则能清心化血。加炒栀，又是清心凉血之剂。加五味，则兼敛肺金。此虽加减，而仍不失仲景遗意，又何不可。

大补阴丸

熟地八钱　知母三钱　黄柏三钱　龟板四钱

苦寒之品，能大伐生气，亦能大培生气。盖阴虚火旺者，非此不足以泻火滋阴。夫人之生气，根于肾中，此气全赖水阴含之。若水阴不足，则阳气亢烈，烦逆痿热。方用知、柏折其亢，龟板潜其阳，熟地滋其阴。阴足阳秘，而生气不泄矣。

四物汤为生血和血之通剂。

生地四钱　白芍三钱　川芎二钱　当归三钱

四君子汤

人参三钱　白术四钱　云苓四钱　甘草二钱

异功散

即四君子汤加陈皮二钱。

八珍汤

即上二方合用也。气血双补之平剂。

十全大补汤

即八珍汤加黄芪、肉桂。为温补气血之大剂。

当归补血汤

黄芪一两　当归五钱

此方以气统血，气行则血行。外充皮肤则盗汗、身热自除，内摄脾元则下血、崩漏能止。

柴胡清骨散

柴胡三钱　青蒿三钱　秦艽三钱　白芍三钱　丹皮三钱　地骨皮三钱　鳖甲三钱　知母二钱　黄芩二钱　甘草一钱　童便少许　胡黄连一钱

肝为藏血之脏，又司相火，血足则火温而不烈，游行三焦，达于腠理，莫不得其温养之功。若血虚火旺，内则烦渴淋闭，外则骨蒸汗出，皆肝经相火之为病也。方用骨皮、知母、枯芩、胡黄连、童便大清相火；而又恐外有所郁，则火不能清也，故用柴胡、青蒿、秦艽以达其郁；又恐内有所结，则火不能清也，故用白芍、丹皮、鳖甲，以破其结；佐甘草一味以和诸药。务使肝经之郁结解，而相火清，较逍遥散更优。

保命生地散

生地五钱　熟地三钱　枸杞三钱　地骨皮三钱　黄芪四钱　白芍三钱　甘草二钱　黄芩二钱　天门冬三钱

方取黄芪、甘草入脾统血，余药清润肺肾，以治血之源流，或血止后，用此调养亦宜。

猪苓汤

猪苓三钱　泽泻三钱　云苓三钱　滑石三钱　阿胶三钱

此方专主滋阴利水。凡肾经阴虚，水泛为痰者，用之立效。取阿胶润燥，滑石清热，合诸药皆滋降之品，以成其祛痰之功。痰之根源于肾，制肺者治其标，治肾者治其本。

导赤散

生地黄四钱　木通二钱　甘草梢三钱　竹叶心三钱

季楚重曰：泻心汤用黄连，所以治实邪，责木之有余，泻子以清母也。导赤散用地黄，所以治虚邪，责水之不足，壮水以治火也。

麻黄人参芍药汤

麻黄一钱　桂枝三钱　黄芪三钱　人参三钱　炙草一钱　当归三钱　白芍三钱　麦冬三钱　五味子一钱

麻黄、桂枝从外发表，黄芪、草、参从内托里，使内犯之邪，皆从外出，自不至乘阴而吐衄矣。然既乱之血，又不可以不治也，故用当归、白芍以和之，麦冬、五味以清之。又按麻、桂力能发表，表解而血自止，是善用麻、桂之功，非麻、桂自能止血也。况仲景于吐血、衄血，皆忌发汗，用此方者，须审其的由外感，非此不解，然后一投即应。设忌发汗而反汗之，又误用麻、桂之过，麻、桂亦不任咎也。

止嗽散

桔梗三钱　荆芥三钱　紫菀广三钱　百部广三钱　白前三钱　陈皮三钱　甘草一钱

普明子制此方，并论注其妙，而未明指药之治法。余因即其注而增损之曰：肺体属金，畏火者也，遇热则咳，用紫菀、百部以清热；金性刚燥，恶冷者也，遇寒则咳，用白前、陈皮以治寒；且肺为娇脏，外主皮毛，最易受邪，不行表散，则邪气流连而不解，故用荆芥以散表。肺有二窍，一在鼻，一在喉，鼻窍贵开而不贵闭，喉窍贵闭而不贵开。今鼻窍不通，则喉窍启而为咳，故用桔梗以开鼻窍。此方温润和平，不寒不热，肺气安宁。

千金麦门冬汤

麦冬三钱　桔梗二钱　桑皮三钱　半夏二钱　生地三钱　紫菀三钱　竹茹三钱　麻黄一钱　五味一钱　生姜三片　甘草一钱

风寒客于肺中，引痰生火，故用桔梗、桑皮、半夏、生姜，以利除痰饮，用生地、紫菀、竹茹、麦冬、五味，以清敛火气。然陈寒不除，则痰火旋去而旋生，故以麻黄一味，搜剔陈寒。惟甘草则取调诸药而已。凡寒中包火，火中伏寒，皆能治之。

柴胡梅连散

柴胡三钱　人参三钱　黄芩三钱　甘草一钱　黄连一钱　白芍三钱　当归三钱

柴胡汤、逍遥散，各半成方，而重在黄连一味，较二方尤擅清火之功。心者肝之子，黄连泻心，实则泻其子。

甘桔汤

甘草三钱　桔梗三钱

葶苈大枣泻肺汤

葶苈炒香，捣，三钱　大枣擘破，五枚

先圣用药，泻必兼补，故无弊，即如此两方。桔梗以开达肺气，凡咽痛、肺痈排脓，皆主用之，而必君以甘草，以土生金，助其开达之势。葶苈苦寒，力能降泄肺中之气，火热壅肺，水饮冲肺，皆能随其实而泻之，而必君以大枣，使邪去而正不伤。得此意者，可以知配合之义。

保和丸

知母三钱　贝母三钱　天门冬三钱　款冬花三钱　天花粉三钱　薏苡仁三钱　五味子一钱　甘草一钱　马兜铃三钱　生地黄三钱　紫菀三钱　百合三钱　阿胶三钱　当

归三钱　紫苏二钱　薄荷一钱　百部三钱　饴糖二两　生姜三钱

此方药味虽多，而实以润肺清火为主。凡是虚劳咳血，皆肺中阴津不足，火热乘之使然。火壅于内，则皮毛固闭，洒淅而恶寒，易招外感。火盛则水津凝滞，胶结为痰，而气愈不得息，痿咳所以不愈也。方用饴、胶、地、归、百合、百部、甘草、紫菀、花粉、款冬，大生津液以润肺。五味、天冬、知母以清肺火。犹恐外寒闭之，则火郁而不清，故佐以姜、苏、薄荷，以疏解其郁。痰饮滞之，则火阻而不降，故用贝母、苡仁以导利其滞。郁解滞行，火清肺润，咳嗽愈而痿燥除。无论寒久变火，火郁似寒，诸证皆能治之。《十药神书》载此方加减甚详。余谓此方药味已多，如再加减，便杂而无功。对证之方甚伙，何须执此一方，苦苦加减，便欲医尽诸病耶。为末，饴糖丸服。

泻肺丸

瓜蒌霜三钱　贝母三钱　半夏三钱　郁金二钱　葶苈三钱，炒　杏仁三钱　黄连二钱　黄芩三钱　大黄钱半　甘草一钱

肺部痰火血气壅滞不降，用此方解泄破下，力量最大。是从人参泻肺汤、葶苈大枣、半夏泻心、小结胸等汤割取而成，又加郁金，大破血分。药虽猛峻，然果遇实证，非此不克。

消化丸

礞石三钱，煅　明矾二钱　牙皂一钱　云苓三钱　陈皮一钱　枳壳一钱　枳实一钱　南星一钱，生　沉香一钱　半夏一钱，生　薄荷一钱　黄芩二钱　神曲二钱　姜汁一钱

饴糖三钱

为末，神曲、姜汁为丸。卧时饴糖拌吞，仰卧则药流入肺，去痰除根。痰即水也，寒郁之，气阻之，火凝之，是以胶粘潮溢而不能去也。此方以燥降坠利去水为主，而用薄荷以散寒，用黄芩以清火，尤妙。明矾入浊水而能清，牙皂入污垢而能去，二物合用，为涤除痰涎之妙品。诸药猛峻，故用饴糖以缓之。葛可久法，服后即服太平丸以补之。可知泻实亦宜补虚。然遇实证，慎毋畏而不用也。

太平丸

天门冬二钱　麦门冬二钱　款冬花二钱　知母二钱　杏仁二钱　熟地黄三钱　生地黄三钱　川黄连一钱　当归三钱　阿胶二钱，蛤粉炒　蒲黄二钱　京墨五分　桔梗二钱　薄荷一钱　麝香少许

炼蜜为丸弹子大。食后，薄荷汤化下一丸。义取润肺清金，豁痰止血。诸药显而易见，惟黄连一味，是泻心之药，心者肺之贼，泻心即是清肺，乃隔治之法。麝香一味，是透窍之药，肺者气之窍，通窍即所以安肺，是从治法。仲景《金匮》，亦有上焦得通，津液得下之语。盖上焦通，则津液不凝为痰，下降而火亦随降。葛可久制方，原未证诸仲景，而其义有可通，故引证之。第此方治肺，取滋利宣统，上焦虚枯滞涩者皆宜，若下焦阴虚则大不宜。盖下焦之病宜敛藏，用宣通法，又其所忌。

二陈汤

半夏三钱　陈皮三钱　茯苓三钱　甘草二钱

此方为去痰除饮之通剂。痰之本，水也，茯苓治水，

以治其本。痰之动，湿也，茯苓渗湿以镇其动。其余半夏降逆，陈皮顺气，甘草调中，皆取之以为茯苓之佐使耳。故仲景书，凡痰多者，俱加茯苓；呕者，俱加半夏。今人不穷古训，以半夏为去痰专品，不知半夏非不去痰，而辛降之气最甚，究属降气之主。故凡用药，不可失其真面也。

紫菀散

紫菀三钱　人参二钱　知母二钱　贝母二钱　桔梗二钱　茯苓三钱　阿胶二钱　五味一钱　甘草一钱

肺痿咳痰，取参、草、胶、菀，以滋补肺阴，又用知母以清其火，五味以敛其气，桔梗、贝母、茯苓以利其痰。火、气、痰三者俱顺，则肺愈受其益。此较保和汤、救肺汤，又在不清不浊之间，用方者随宜择取。

礞石滚痰丸

礞石三钱　黄芩三钱　大黄三钱　沉香三钱

痰者，水之所结也。肺胃火盛，煎灼其水，则凝而为痰，与饮同主于水。而饮则动于寒，故清而不稠；痰则熬以火，故粘而难下。王隐君制此方，用黄芩清肺中无形之火，用大黄泻胃中实积之火，此治痰先清火，所以治其源也。然痰本水湿所成，故佐以礞石之悍燥以除水。痰之所留，气即阻而不利，故用沉香以速降之。二黄得礞石、沉香，则能迅扫直攻老痰巢穴，浊垢之处，而不少留，此滚痰之所由名也。为末，水丸，姜汤下，仰卧，忌饮食半日。若喉间粘壅，乃病药相拒，少顷药力到自愈。方虽猛峻，然顽痰变见诸怪证，非此不治。

旋覆代赭石汤

人参三钱　甘草二钱　半夏三钱　生姜三钱　大枣五

枚　赭石三钱，煅　旋覆花三钱，炙

此方治哕呃，人皆知之，而不知呃有数端，胃绝而呃不与焉。一火呃，宜用承气汤。一寒呃，宜理中汤加丁香、柿蒂。一瘀血滞呃，宜大柴胡加桃仁、丹皮。此方乃治痰饮作呃之剂，与诸呃有异，不得见呃即用此汤也。方取参、草、大枣以补中，而用生姜、旋覆以去痰饮，用半夏、赭石以镇逆气。中气旺，则痰饮自消，痰饮清，则气顺，气顺则呃止。治病者，贵求其本，斯方有效，不为古人所瞒。兼火者，可加寸冬、枯芩。兼寒者，可加丁香、柿蒂。痰多者，一加茯苓。盖既得其真面，然后可议加减。

温胆汤

半夏三钱　云苓三钱　陈皮二钱　甘草钱半　竹茹三钱　枳壳钱半

二陈汤为安胃祛痰之剂。竹茹以清膈上之火，加枳壳以利膈上之气。总求痰气顺利，而胆自宁，温之实清之也，用治痰气呕逆为宜。

真武汤

白术三钱　茯苓三钱　白芍三钱　生姜三钱　附子炮，三钱

水饮者，肾之所主也。肾阳化水，则水下行而不泛上，故用附子入肾补阳，以为镇管水气之主。制水者土也，用苓、术以防之。白芍苦降，从其类以泻之。生姜辛散，循其末而宣之。合之宣泻防制，水有所宰，而自不动矣。故取此方真武水神以名汤。

苓桂术甘汤

茯苓五钱　桂枝三钱　白术五钱　甘草三钱，炙

甘草、白术填中宫以塞水，茯苓以利之，桂枝以化之，水不停而饮自除，治水气凌心大效。盖桂枝补心火，使下交于肾；茯苓利肾水，使不上凌心。其实茯苓是脾药，土能治水，则水不克火也；桂枝是肝药，化水者肝，为肾之子，实则泻其子，而肝又主疏泄，故有化水气之功。补心火者，虚则补其母，肝为心火之母，而桂又色赤入心也。发汗亦用桂枝，借木气之温，以散布外达也。其降冲逆，亦用桂枝者，以冲脉下属于肝，内通于肾，桂枝温肝气以引之，化肾水以泄之。凡下焦寒水攻发，冲阳上浮者，往往佐苓、夏以收功。须知桂枝其色赤，其气温，纯得水火之气，助火化水是其所长。如无寒水，而用之发热动血，阳盛则毙，仲景已有明戒，不可不凛，失血之家，尤宜慎用。或曰，仲景炙甘草汤是补血药，而亦未尝忌用桂枝，何也？曰：此正仲景慎于用桂枝处。方义以中焦取汁，变赤为血，不得不用桂枝助心火以化赤。然即恐桂枝伤血，故用桂极少，而用麦冬、地黄极多，以柔济刚，用桂而能制桂。仲景如此之慎，可知失血家，不可轻用桂也。

二加龙骨汤

龙骨三钱，煅　牡蛎三钱　白薇三钱　附子钱半，炮　白芍三钱　甘草一钱　大枣三枚　生姜三片

此方乃清散上焦，温补下焦之药。方用甘、枣从中宫以运上下；姜、薇清散，使上焦之火不郁；附、芍、龙、牡温敛，使下焦之火归根。合观其方，以温为正治，以清为反佐。真寒假热，虚阳上浮为对证。陈修园极赞其妙，今人不察，往往误用，惜哉。

团鱼丸

川贝母　知母　前胡　柴胡各五钱　团鱼重十二两

同煮，先取肉汁食之，次将药渣焙干为末，鱼骨煮汁，丸梧子大，麦冬汤下。团鱼乃甲虫之长，能破肝之癥结，肉亦带酸，入肝养阴，合清利痰火，疏理凝滞之品。凡肝经血郁、气郁、火郁、痰郁，以致骨蒸咳嗽者，此丸力能治之。盖此丸以调肝者利肺，金木交和，则血气清宁，痨瘵不作。

月华丸

天门冬三钱　麦门冬三钱　生地黄三钱　山药二钱　百部三钱　川贝母三钱　云茯苓五钱　白菊花二钱　沙参三钱　阿胶三钱　三七二钱　桑叶三钱　獭肝一具

獭肝随月变形，每月生一叶，正月则合为一叶，以其变化不测，而性又能杀虫，凡痨虫隐伏幻怪者，亦以此幻怪之物治之，乃自古相传之灵药。方名月华，实以此药命名。而虫所由生，则由于瘀血所变，故用三七以化瘀。血之所以化虫者，又由于痰热所蒸，故用余药润利，以清痰火。但取杀虫，则獭肝一味已足。但取消瘀，则三七一味已足。而必多其品物者，攻补兼行，标本兼治，乃为全胜之师也。

生化汤

当归三钱　川芎二钱　黑姜一钱　桃仁三钱　甘草一钱　益母草三钱

血瘀能化之，则所以生之也。产后多用。

止衄散

生地五钱　白芍三钱　黄芪三钱，炙　赤苓三钱　当归三钱　阿胶二钱生地凉血，当归和血，白芍降血，阿胶秉阿水潜行地中之性，能潜伏血脉，此最易见者也。妙在黄芪运气摄血，则血不外泄。赤苓渗水利气，则引血下行。但黄芪一味，气虚者得之，则鼓动充满，而血得所统矣。设气实者得之，以水济水，以涂附涂，气益横决，愈逼血妄行矣。此用方者，所以贵有加减。

生地黄散

生地五钱　川芎钱半　黄芩三钱　侧柏叶三钱　桔梗二钱　栀子二钱　蒲黄三钱　阿胶二钱　白茅根三钱　丹皮三钱　白芍三钱　甘草钱半　童便一杯　莱菔汁一杯

此方以治肝为主，以肝主血故也。而亦兼用心肺之药者，以心主火，治火必先治心。肺主气，降气必先清肺。为凉血止血之通剂。方义虽浅而易效。

地骨皮散

生地黄三钱　当归三钱　川芎一钱　白芍三钱　牡丹皮三钱　地骨皮三钱

柯韵伯曰：阴虚者阳凑之，故热。仲景言：阴弱则发热，阳气陷入阴中，必发热。然当分三阴而治之。阳邪陷入太阴脾部，当补中益气汤，以升举之，清阳复位，而火自熄也。若陷入少阴肾部，当六味地黄丸，以对待之，壮水之主，而火自平也。陷入厥阴肝部，当地骨皮饮以凉补之，血有所藏，而火自安也。四物汤为肝家滋阴调血之剂，加地骨皮清志中之火以安肾，补其母也；加牡丹皮清神中之火以凉心，泻其子也。二皮凉而不润，但清肝火，不伤脾胃，与四物加知、柏之苦寒者不同。故逍遥散，治肝火之郁于本脏者也，木郁达之，顺其性也。地骨皮饮，治阳邪之陷于肝脏者也，客者除之，勿纵寇以遗患也。二者皆肝家得力之剂。

归脾汤

白术三钱　黄芪三钱　茯神三钱　人参三钱　远志一钱　木香一钱　枣仁二钱　龙眼三枚，去壳　当归四钱　炙草二钱

回龙汤

每自己小便，每去头尾，接用一碗乘热服。化血清火，自还神化，为血证妙药。与秋石不同，万勿服秋石。

血证论

八卷

四川彭县容川唐宗海 著

玉女煎

熟地五钱　石膏三钱　知母三钱　麦冬三钱　牛膝三钱

陈修园力辟此方之谬，然修园之所以短于血证者即此。可见，夫血之总司在于胞室，而胞宫冲脉上属阳明。平人则阳明中宫化汁变血，随冲脉下输胞室。吐血之人，胞宫火动气逆，上合阳明，血随而溢。咳嗽不休，多是冲阳上合阳明，而成此亢逆之证。方用石膏、冬、母以清阳明之热，用牛膝以折上逆之气，熟地以滋胞宫之阴。使阳明之燥平，冲脉之气息，亢逆之证乃愈矣。景岳制此方，曾未见及于此，修园又加贬斥，而王士雄以为可治阴虚胃火齿痛之证，皆不知此方之关冲脉，有如是之切妙也。麦门冬汤治冲逆，是降痰之剂，此方治冲逆，是降火之剂。

圣愈汤

即四物汤加黄芪、人参。

参苏饮

人参五钱　苏木四钱

治吐衄产后，跌打损伤，瘀血干肺，鼻起烟煤，面目茄色。盖谓肺金气足，则制节下行，血不独不能犯肺脏，而亦不能犯肺之气分也。今不独干犯气分，瘀血上行，并真犯肺脏。血者肝木所司，金气将绝，木乃敢侮之；肺气已敝，血乃得乘之。方取苏木秉肝木之气，色赤味咸以破血，是治肝以去肺之贼；而急用人参生津，调肺以补气，使肺气一旺，则制节自行，而血不得犯之矣。

参附汤

人参一两　附子八钱

人之元气，生于肾而出于肺。肺阴不能制节，肾阳不能归根，则为喘脱之证。用附子入肾以补阳气之根，用人参入肺以济出气之主，二药相济，大补元气。气为水之阳，水即气之阴。人参是补气之阴，附子是补水之阳。知此，则知一切补气之法。

通脾泄胃汤

黄柏三钱　元参三钱　防风三钱　大黄一钱　知母三钱　炒栀子三钱　石膏三钱　茺蔚三钱

此方乃通治眼目外瘴之方，借治目衄亦宜。方取诸品清热泻火，使火不上熏，则目疾自除。而防风一味，独以去风者治火，火动风生，去风则火势自熄。茺蔚一味，又以利湿者清热，湿蒸热遏，利湿则热气自消。

通窍活血汤

赤芍三钱　川芎一钱　桃仁三钱　红花一钱　老葱三钱　生姜三片　大枣三枚　麝香少许　黄酒一杯

大枣、姜、葱，散达升腾，使行血之品，达于巅顶，彻于皮肤。而麝香一味，尤无所不到，以治巅顶胸背、皮肤孔窍中瘀血，诚有可取。王清任《医林改错》论多粗舛，而观其一生所长，只善医瘀血，此汤亦从小调经套来，故可采。

防风通圣散

大黄钱半　芒硝三钱　防风三钱　荆芥二钱　麻黄一钱　炒栀子三钱　白芍三钱　连翘一钱　川芎一钱　当归三钱　甘草一钱　桔梗二钱　石膏三钱　滑石三钱　薄荷一钱　黄芩三钱　白术三钱

吴鹤皋曰：防风、麻黄，解表药也，风热之在皮肤者，得之由汗而泄。荆芥、薄荷，清上药也，风热之在巅顶者，得之由鼻而泄。大黄、芒硝，通利药也，风热之在肠胃者，得之由后而泄。滑石、栀子，水道药也，风热之在决渎者，得之由溺而泄。风注于膈，肺胃受邪，石膏、桔梗，清肺胃药也。而连翘、黄芩，又所以袪诸经之游火。风之为患，肝木主之，川芎、归、芍，和肝血也。而甘草、白术，所以和胃气而健脾。此方除硝、黄名双解散，谓表里两解，营卫俱和也。本方名通圣散，极言功用之妙耳。余按此方，治表里实热、外无汗，内便坚之症。无论何证，通治一切，亦不但治中风也。

千金苇茎汤

苇茎五钱　苡仁三钱　桃仁三钱　瓜瓣即冬瓜仁，三钱

瓜蒂散

甜瓜蒂三钱　赤小豆三钱

为末，香豉汤下。上二方皆取破泄宣吐，虚人量服。

白散方

川贝母三钱　巴豆炒黑，一钱　桔梗三钱

共为末服一字，在膈上则吐，在膈下则泻。不泻，进热粥；泻不止，进冷粥。

人参清肺汤

人参三钱　阿胶二钱　地骨皮三钱　知母三钱　乌梅三枚　甘草一钱，炙　大枣三枚　桑白皮三钱　粟壳一钱　杏仁三钱

治肺虚咳嗽喘急，吐血下血等症。方取参、草、大枣补土生金，以保定其肺，阿胶、知母佐其滋润，骨皮、桑皮泻其火热。肺为司气之脏，肺中清润，则气自下降，而得其敛藏之性，痰血不得干之也。再用杏仁以利之，乌梅、

粟壳以收之，总使肺得其制节，斯无诸病矣。此与太平丸、保和汤、紫菀散、人参泻肺、清燥救肺诸汤相为表里，用者可以推类尽致。

宁肺桔梗汤

桔梗二钱　贝母三钱　当归三钱　瓜蒌霜三钱　黄芪四钱　枳壳一钱　甘草一钱　防己二钱　百合三钱　桑白皮三钱　苡仁三钱　知母三钱　五味子一钱　地骨皮三钱　杏仁三钱　葶苈子二钱　生姜三钱

治肺痈，无论已溃未溃，及肺胀等症。补泻兼行，使痰火、血气、脓水俱从下泄，而肺以安宁。

丹皮汤

丹皮三钱　瓜蒌三钱　桃仁三钱　朴硝二钱　大黄一钱

内痈，乃热毒结血而成，毒去，其血热亦随去。瓜蒌以解气结，桃仁、丹皮以破血结，硝、黄兼下气血之结，结除而痈自去矣。

赤豆薏苡汤

赤豆芽三钱　苡仁三钱　防己二钱　甘草一钱

脓者，血化为水也。故排脓之法，总不外破血利水。赤豆芽入血分以疏利之，助其腐化；苡仁、防己，即从水分排逐其脓；甘草调数药，使得各奏其效。此为治痈脓大法门，方难尽载，从此可以类推。

人参固本汤

人参三钱　熟地三钱　生地三钱　白芍三钱　天冬三钱　五味五分　知母二钱　陈皮三钱　麦冬三钱　炙草一钱

此方滋养肺胃，兼输肾水。名曰固本，谓胃为肺之本，肺为肾之本，而肾又为生气之本。三脏互相灌溉，则根本固，而虚热清，蒸热、咳喘、回食诸证自然不生。

当归六黄汤

生地五钱　熟地三钱　黄连二钱　黄芩三钱　黄柏二钱　黄芪五钱　当归三钱

陈修园曰：阴虚火扰之汗，得当归、地黄之滋阴，又得黄连、黄芩之泻火，则蒸汗之本治矣。此方之妙，全在苦寒，寒能胜热，而苦复能坚之。又恐过于苦寒，伤其中气，中者阴之守也，阴虚则火愈动，火愈动则汗愈出。尤妙在大苦大寒队中，倍加黄芪，领苦寒之性，尽达于表，以坚汗孔，不使留中为害。谨按修园此论皆是。惟言黄芪领苦寒之性，尽达于表，不使留中为害，则差毫厘。盖药之救病，原于偏寒偏热。治偏寒偏热之病，自必用偏寒偏热之药。此方大治内热，岂寒凉之药能尽走皮肤，而不留中者乎，况黄芪是由中以托外之物，非若麻黄直透皮毛，而不留中也。吾谓内热而蒸为汗者，此为对症。如果外热，而内不利寒凉药者，则归脾汤、当归补血汤加减可也。

凉血地黄汤

生地四钱　当归三钱　甘草钱半　黄连二钱　炒栀子一钱　元参三钱　黄芩二钱

此方纯是凉心。血者，心之所生，凉心即是凉血。

田螺捻子

田螺三枚　冰片五分　白砒五分　硇砂一钱

捣和米糊为捻子，能化腐去瘀肉，枯血痣用处少。

仙方活命饮

穿山甲三片　皂荚刺一钱　当归尾二钱　甘草节一钱　乳香二钱　金银花二钱　赤芍药二钱　天花粉二钱　没药二钱　防风三钱　贝母二钱　白芷二钱　陈皮二钱　黄酒少许

此方纯用行血之药，加防风、白芷，使达于肤表，加山甲、皂刺，使透乎经脉。然血无气不行，故以陈皮、尖贝，散利其气。血因火而结，故以银花、花粉，清解其火。为疮症散肿之第一方，诚能窥及疮由血结之所以然，其真方也。第其方乃平剂，再视疮之阴阳，加寒热之品，无不应手取效。

托里消毒散

皂荚刺二钱　甘草二钱　桔梗二钱　白芷三钱　川芎一钱　黄芪三钱　金银花三钱　当归三钱　白芍三钱　白术三钱　人参三钱　云苓三钱

疮之结肿，血凝也。疮之溃脓，血化为水也。夫血与毒，结而不散故凝，凝则气阻而为痛。欲去其凝，仍是以气制之，使气与血战，以阳蒸阴，则阴血从阳化而为水。水即气也，气化则为水，此化脓之说也。是方四君、黄芪大补中气，而以解毒和血之品，佐其变化，为助气战血之大剂。本此意以加减进退，则得之矣。

麦冬养荣汤

人参三钱　麦冬三钱　五味一钱　当归三钱　白芍三钱　生地三钱　知母二钱　陈皮三钱　黄芪三钱　甘草一钱

壮火食气，则气热而血失所养，故用麦冬、知母以清火。火清气平，则阳不乘阴，血于是安，故亦名养荣。人参养荣汤，所以用远志、桂尖者，助心火以化血。此汤所以用知母、寸冬者，清胃火以宁血也。

大枫丹

大枫子肉三钱　土硫黄二钱　枯矾一钱　明雄二钱

共为末，过灯油，调搽癣痒各疮。

黎洞丸

三七一钱　大黄一钱　阿魏一钱　儿茶一钱　竹黄一钱　血竭三钱　乳香三钱　没药三钱　雄黄二钱　羊血心血，二钱　冰片少许　麝香少许　牛黄三分　藤黄二分

消瘀定痛，降气止血。各药气味形质，皆精气所结，非寻常草木可比，故能建大功。

当归地黄汤

当归五钱　熟地四钱　川芎一钱　白芍三钱　防风三钱　白芷三钱　藁本二钱　细辛五分

治风先治血，血行风自灭。无论热风寒风，风总属阳。天地之噫气，常以肃杀而为心，犯人血分，则为痛为肿，为强硬。血行，则风在血分者，随之而行，故治风先治血也。方取四物汤，补血以为祛邪之本，而加祛风之药，以令邪外出，法浅而易效。头目顶脊诸风，可以治之。

防风芎归汤

生地五钱　当归三钱　川芎一钱　甘草一钱　防风三钱

补血祛风，药无多而义易见，加减得宜，尤效。

化腐生肌散

儿茶一钱　乳香二钱　没药二钱　血竭二钱　三七一钱　冰片少许　麝香少许

去瘀血，即是化腐之法。干水，即是提脓之法。活血，即是生肌之法。方主化腐去瘀。欲提脓者，加枯矾、龙骨，欲生肌者，加珍珠、人参。识透立方之意，则加减可以随人。

乌梅丸

黄柏二钱　黄连八钱　桂枝二钱　附子二钱　细辛二钱　当归二钱　花椒二钱　人参二钱　乌梅十枚　干姜三钱

共为末，蜜捣千椎为丸，米饮下。温肝敛木，化虫止利，真神方也。

橘核丸

橘核三钱　吴萸二钱　香附三钱　楝子三钱　楂核三钱　荔核三钱　小茴二钱

共为细末，寒食面为丸，淡盐汤送下。治小腹疝痛结气等证。

当归导滞汤

大黄一钱　当归三钱　麝香少许　丹皮三钱　桃仁三钱　红花一钱　白芍三钱　乳香三钱　没药三钱　生地三钱　桂枝三钱　柴胡二钱　黄芩三钱　枳壳一钱　甘草一钱

跌打损伤，内外瘀血，以此汤行之。此通窍活血、桃仁承气、小柴胡、小调经诸汤之义，参看自明，不须赘说。

十味参苏饮

人参三钱　紫苏三钱　半夏三钱　云苓三钱　陈皮二钱　桔梗二钱　前胡二钱　葛根二钱　枳壳一钱　甘草一钱　生姜三片

肺之气生于胃，故用甘草、人参补胃生津以益肺。肺气旺则能上行，外达内输，下降而不郁矣。故凡治肺之方，类以人参为主，然能补津生气，而不能治气之郁也。风寒外束，则气蕴于内，不能上行外达，故用紫苏、前胡、粉葛、生姜以发散之。痰饮内停，则气逆于上，不能内输下降，故用夏、苓、桔、枳、陈皮以渗降之。合计此方，乃疏散风寒，降利痰水之平剂。而咳血、衄血、气喘之症及跌打血蕴气分，皆借用之。亦借疏利之功，使郁滞去，而血自不遏。

玉烛散

生地五钱　当归三钱　川芎二钱　白芍三钱　朴硝二钱　大黄一钱　生姜三片

治跌打瘀血、发渴、身痛、便闭。取四物以补调其血，而朴硝、大黄逐瘀去闭。妙在生姜一味，宣散其气，使硝黄之性不徒直下，而亦能横达，俾在外在内之瘀一并廓清。

竹叶石膏汤

淡竹叶五钱　石膏五钱　人参二钱　甘草一钱　麦冬三钱　半夏二钱　生姜三片　粳米四钱

口之所以发渴者，胃中之火热不降，津液不升故也。方取竹叶、石膏、麦冬以清热，人参、甘草、粳米以生津。妙在半夏之降逆，俾热气随之而伏；妙在生姜之升散，俾津液随之而布。此二药在口渴者，本属忌药，而在此方中，则转能止渴，非二药之功，乃善用二药之功也。

黄土汤

灶心土三钱　甘草一钱　白术三钱　熟地三钱　黄芩二钱　阿胶二钱　附子钱半，炮

血者，脾之所统也。先便后血，乃脾气不摄，故便行气下泄，而血因随之以下。方用灶土、草、术健补脾土，以为摄血之本。气陷则阳陷，故用附子以振其阳。血伤则阴虚火动，故用黄芩以清火。而阿胶、熟地又滋其既虚之血。合计此方，乃滋补气血，而兼用温清之品以和之，为下血崩中之总方。古皆目为圣方，不敢加减。吾谓圣师立法，指示法门，实则变化随宜。故此方热证可去附子再加清药，寒证可去黄芩再加温药。

赤豆当归散

赤豆芽三钱　当归三钱

此治先血后便，即今所谓脏毒，与痔疮相似，故用当归以活血。用赤豆色赤入血分，发芽则能疏利血中之结，使血解散，则不聚结肛门。赤豆芽又能化血成脓，皆取其疏利之功。痈脓故多用之，俱用浆水服。

解毒汤

大黄一钱　黄连三钱　黄芩三钱　黄柏二钱　栀子炒，三钱　赤芍二钱　枳壳一钱　连翘一钱　防风三钱　甘草一钱

解毒者，谓解除脏毒也。脏毒由火迫结在肛门，故用泄火之药极多。其用赤芍者，兼行其血，血行则火无所着。用枳壳者，兼行其气，气行则火自不聚。而火势之煽，每扶风威，故以防风去风以熄火。且防风上行外达，使火升散，则不迫结肛门。此即仲景白头翁汤之意。

清胃散

生地三钱　当归三钱　丹皮三钱　黄连二钱　升麻一钱　甘草一钱

方治脏毒，义取清火。而升麻一味，以升散为解除之法，使不下迫，且欲转下注之热，使逆挽而上，不复下注。目疾口舌之风火，亦可借其清火升散以解。升麻与葛根黄芩汤相仿。

槐角丸

槐角三钱　地榆二钱　黄连一钱　黄芩三钱　黄柏三钱　生地三钱　当归三钱　川芎一钱　防风二钱　荆芥二钱　侧柏二钱　枳壳二钱　乌梅三枚　生姜一钱，汁

世谓肠风下血，问肠何以有风？则以外风由肺伤入大肠，内风由肝煽动血分。方用清火和血之药，亦系通治血病之泛法。惟防风，生姜以祛外来之风，乌梅、荆芥以治内动之风，为肠风立法。本于仲景白头翁及葛根诸汤之意。

葛根黄连黄芩汤

葛根三钱　黄连二钱　黄芩三钱　甘草一钱

治协热下痢便血等症。用芩、连以清热，用葛根升散。使下陷之邪仍达于上，出于表，则不迫协于下矣。喻嘉言治痢心得，逆流挽舟之法，仲景此汤，实该其意。能从此变化，而治痢思过半矣。

龙胆泻肝汤

木通一钱　泽泻二钱　柴胡二钱　车前子三钱　生地黄三钱　甘草钱半　当归三钱　黄芩三钱　炒栀子二钱　龙胆草二钱

泻青丸

龙胆草三钱　大黄一钱　川芎一钱　当归三钱　羌活二钱　炒栀子二钱　防风二钱　竹叶一钱

济生乌梅丸

僵蚕三钱　乌梅五枚　醋丸。

脏连丸

熟地五钱　山萸三钱　山药三钱　云苓三钱　泽泻三钱　丹皮三钱　黄连二钱

入猪大脏肠内，同糯米蒸熟，去米，捣肠与药为丸，淡盐汤下。

断红丸

鹿茸三钱　附子二钱　当归五钱　续断三钱　黄芪五钱　阿胶三钱　侧柏叶三钱　醋丸

地榆散

地榆三钱　当归四钱　白芍三钱　黄芩三钱　黄连钱半　炒栀子二钱　犀角一钱　薤白二钱

地榆治下血，薤白治后重逼胀，余药乃凉血常品。

四逆散

川柴胡三钱　枳壳二钱　白芍三钱　甘草钱半

四肢厥冷，谓之四逆。仲景四逆汤，皆用温药，乃以热治寒之正法。至四逆散，则纯用清疏平和之品，亦能治四肢厥冷者何也，盖虚寒固有四逆症，亦有热遏于内，不得四达，而亦四逆者。实热内伏，热深厥亦深，非芩、连、大黄不克。虚热内伏，非玉烛散、玉女煎不退。若是腠理不和，遏其阳气，则但用四逆散。枳壳、甘草解中土之郁，而白芍以调其内，柴胡以达于外，斯气畅而四肢通，自不冷厥矣。此汤与小柴胡转输外达相似，又疏平肝气，和降胃气之通剂，借用处尤多。

五苓散

白术三钱　云苓三钱　猪苓三钱　泽泻三钱　桂枝三钱

仲景此方，治胸满发热，渴欲饮水，小便不利。而用桂枝入心以化胸前之水结，余皆脾胃中州之药。使中上之水，得通于下则小便利，散于上则口渴除，达于外则身热解。今遇小便不利，便用五苓散，虽取桂入膀胱化气，然桂实心肝之药，火交于水，乃借治法，不似附子、台乌本系膀胱正药也。且阴水可用，而阳水绝不可用。

平胃散

厚朴二钱　陈皮二钱　苍术三钱　甘草钱半

胃苓汤即此合五苓散也。

石莲汤

人参钱半　黄芩三钱　黄连二钱　石莲即莲米有黑壳者，三钱

胃火甚，则拒格不纳食。用芩、连以清火，用人参、石莲以补胃。故治噤口不食。

大清凉散

木通一钱　泽兰二钱　车前子三钱　甘草梢一钱　白僵蚕三钱　金银花二钱　蝉蜕五钱　全蝎一钱　川黄连二钱　炒栀子三钱　五味子五钱　龙胆草二钱　当归三钱　生地三钱　天门冬三钱　麦门冬三钱　牡丹皮三钱　黄芩三钱　知母三钱　黄酒三钱　蜂蜜三钱　童便一杯　泽泻三钱

诸药清热利水，使瘟毒伏热从小便去。妙三虫引药及酒达于外，使外邪俱豁然而解，是彻内彻外之方。

左归饮

熟地八钱　山药三钱　枸杞三钱　甘草钱半　茯苓四钱　山萸三钱

《难经》谓:左肾属水,右肾属火。景岳此方,取其滋肾水,故名左归。方取枣皮酸以入肝,使子不盗母之气。枸杞赤以入心,使火不为水之仇。使熟地一味,滋肾之水阴。使茯苓一味,利肾之水质。有形之水质不去,无形之水阴亦不生也。然肾水实仰给于胃,故用甘草、山药从中宫以输水于肾。景岳方多驳杂,而此亦未可厚非。

血府逐瘀汤

当归三钱　生地三钱　桃仁三钱　红花一钱　枳壳一钱　赤芍三钱　柴胡二钱　桔梗二钱　川芎一钱　牛膝二钱　甘草一钱

王清任著《医林改错》,论多粗舛,惟治瘀血最长。所立三方,乃治瘀活套方也。一书中惟此汤歌诀,血化下行不作痨句,颇有见识。凡痨所由成,多是瘀血为害,吾于血症诸门,言之綦详,并采此语以为印证。

膈下逐瘀汤

五灵脂三钱　当归三钱　川芎一钱　桃仁三钱　赤芍二钱　乌药二钱　牡丹皮三钱　元胡二钱　甘草一钱　香附三钱　红花一钱　枳壳一钱

王清任立方,即当、芎失笑散意。治中下焦瘀血可用。王清任极言瘀血之证最详,而所用药则仍浅近,然亦有可用云。

土瓜根汤

桂枝三钱　白芍三钱　土瓜根三钱　䗪虫三钱

大黄甘遂汤

大黄二钱　甘遂一钱　阿胶三钱

大黄下血，甘遂下水，君阿胶滋水与血以补之，泻不伤正。水血交结者，须本此法治之。

代抵当汤

大黄一钱，酒炒　莪术一钱　山甲珠三片　红花一钱　桃仁三钱　丹皮三钱　当归三钱　牛膝二钱　夜明砂三钱

山甲攻血。夜明砂是蚊被蝙蝠食后所化之粪，蚊食人血，蝙蝠食蚊，故粪能去血，啮死血。余药破下，务使瘀血不留。

化滞丸

巴豆一钱，去油　三棱二钱　莪术二钱　青皮一钱　陈皮一钱　黄连三钱　半夏三钱　木香二钱　丁香一钱

蜜丸。攻一切寒热气滞之积。

大黄䗪虫丸

大黄一钱　黄芩二钱　甘草一钱　桃仁三钱　杏仁三钱　白芍二钱　干漆一钱　虻虫一钱　水蛭三钱　䗪虫二钱　蛴螬二钱　地黄二钱

蜜丸酒服，治干血痨。旧血不去，则新血断不能生。干血痨，人皆知其极虚，而不知其补虚正是助病，非治病也。必去其干血，而后新血得生，乃望回春。干血与寻常瘀血不同，瘀血尚可以气行之，干血与气相隔，故用啮血诸虫以蚀之。

金蟾丸

干虾蟆三钱　胡黄连二钱　鹤虱二钱　雷丸二钱　芦荟二钱　肉豆蔻二钱　苦楝根二钱　芜荑二钱　雄黄二钱

治小儿疳虫，男子湿热所生之痨虫，以此杀之。夫痨

虫有二，血化之虫，灵怪难治，必用鳖甲、鳗鱼、獭肝、百部、麝香诸灵药，而再加和血之品，以除其根，乃能克之。湿热之虫蠢而易治，用此方，即仿乌梅丸之意，而妙在干虾蟆，雄黄亦灵药，故治虫最效。

白头翁汤

白头翁三钱　甘草二钱　阿胶三钱　青皮三钱　黄连三钱　黄柏三钱

清风火，平肝治痢。

移尸灭怪汤

山萸肉三钱　人参三钱　当归三钱　虻虫一钱　水蛭一钱　晚蚕沙三钱　乳香三钱

蜜丸。日服三次，共重一两，七日而传尸之虫灭迹。夫痨虫者，瘀血所化也，死而传染家人，亦染于血分，聚血为巢，生子蚀血。故虻虫、水蛭下血即能下虫，此乃治虫之根，而蚕沙、乳香、枣皮又以味杀之，人参、当归则助正气以祛邪，为攻补兼施之法。《辨证奇闻》论，皆循末忘本，惟此丸能知血化为虫之所以然，而其自注却未能及此，毋亦象罔乃得元珠哉。

紫参汤

紫参三两　甘草八钱

先煮紫参，后入甘草，温服。

当归四逆汤

当归三钱　白芍三钱　桂枝二钱　细辛一钱　生姜三钱　大枣四枚　木通一钱

治手足痹痛寒冷。

抵当汤

大黄二钱　桃仁三钱　虻虫三钱　水蛭三根

琥珀散

琥珀一钱　三棱一钱　莪术一钱　丹皮二钱　官桂一钱　延胡索一钱　乌药一钱　当归三钱　赤芍三钱　生地三钱　刘寄奴三钱

方主行气下血，使经通而石瘕去。

叶氏养胃汤

麦冬三钱　扁豆三钱　玉竹一钱　甘草一钱　沙参三钱　桑叶三钱

清平甘润，滋养胃阴。在甘露饮救肺汤之间。

脾约丸

麻仁三钱　白芍三钱　大黄一钱　枳壳一钱　厚朴二钱　杏仁三钱

为末，蜜丸。润利大便。

三物汤

厚朴二钱　枳壳一钱　大黄一钱

附子汤

附子五钱，炮　人参三钱　白术三钱　云苓三钱　白芍三钱

此仲景温肾之主剂。附子色黑大温，能补肾中之阳。肾阳者，水中之阳。泄水之阳者，木也，故用白芍以平之；封水之阳者，土也，故用白术以填之。水中之阳，恐水邪泛溢则阳越，茯苓利水，俾阳不因水而泛，阳斯秘矣。水中之阳，若无水津以养之，则阳不得其宅，故用人参以生水津，使养阳气，阳得所养，阳斯冲矣。六味、左归补肾阴以养气之法，都气丸所以得名也。附子汤、肾气丸，补肾

阳以生气化气之法。

栀子豆豉汤

栀子五钱　淡豆豉五钱

服后得吐为快。

甘麦大枣汤

大枣五枚　甘草三钱　小麦五钱

三药平和，养胃生津化血。津水血液，下达子脏，则脏不燥，而悲伤太息诸证自去。此与麦门冬汤，滋胃阴以达胞室之法相似，亦与妇人乳少，催乳之法相似。乳多即是化血之本，知催乳法，则知此汤生津润燥之法。

桃奴散

肉桂一钱　五灵脂三钱　香附子三钱　砂仁一钱　桃仁三钱　延胡索三钱　桃奴三钱　雄鼠屎一钱

三一承气汤

芒硝三钱　大黄二钱　枳壳钱半　厚朴二钱　甘草一钱

攻下火结之通剂。

都气丸

熟地五钱　山药三钱　云苓三钱　丹皮三钱　山萸肉三钱　泽泻三钱　五味子一钱

人身呼吸之气，司于肺而实根于肾，此气乃肾中一点真阳，而深赖肾中之水阴充足，涵阳气而潜藏于下，故气出口鼻，则有津液。气着于物，则如露水，以气从水中出，水气足，故气亦带水阴而出。其纳入于肾也。有水封之，而气静秘，故肾水足者，其气细。龙能蛰，龟能息，世传仙术，有五龙蛰，有龟息，皆是敛气之法，即皆是保养肾水之法。气者水之所化，吾故有气即是水之论。此丸用六味地黄汤，补水以保其气，利水以化其气，加五味收敛以涵蓄其气，则气自归元，而不浮喘，名曰都气，谓为气之总持也。肾气丸为阳不足者立法，此丸为阴不足者立法，而皆以气得名。盖一是补阳以化气，一是补阴以配气。

补中益气汤

黄芪三钱　人参三钱　炙草一钱　白术三钱　当归三钱　陈皮一钱　升麻一钱　柴胡二钱　生姜三钱　大枣三枚

柯韵伯曰：阳气下陷阴中，谷气不盛，表症颇同外感。用补中之剂，得发表之品，而中益安。用益气之剂，赖清气之品，而气益倍，此用药相须之妙也。是方也，用以补脾，使地道卑而上行。亦可以补心肺，损其肺者，益其气，损其心者，调其营卫也。亦可以补肝，木郁则达之也。惟不宜于肾，阴虚于下，不宜升，阳虚于下者，更不宜升也。

清燥养荣汤

知母三钱　花粉三钱　当归三钱　白芍三钱　生地三钱　陈皮二钱　甘草一钱　灯心一钱

大魂汤

甘草二钱　桂枝三钱　茯苓三钱　干姜一钱　人参三钱　附子二钱

火为阳，而阳生于肝脾，脾陷而肝木不生，温气颓败，则阳无生化之源，此方补之。

豁痰丸

当归三钱　知母二钱　天花粉三钱　白前根三钱　麦

冬三钱　枳壳一钱　杏仁三钱　瓜蒌霜三钱　荆竹沥三钱　桔梗二钱　射干三钱　云苓三钱　石斛三钱　甘草一钱

轻清润降，为治痰妙法。

烧裆散

取近阴处裩裆，方寸许，烧灰存性为末，开水送下。女病取男，男病取女。以阴头微肿则愈。治阴阳易反，男女相传各病。

三才汤

天冬五钱　人参三钱　地黄五钱

清化汤　升降散

僵蚕三钱　蝉蜕七个　姜黄二钱　大黄一钱　金银花一钱　白芍二钱　泽兰二钱　陈皮一钱　元参三钱　胆草二钱　黄芩二钱　当归三钱　黄连钱半　栀子二钱　生地三钱　柴胡二钱　甘草一钱

前四味名升降散，去姜黄、大黄名清化汤。均用白蜜陈酒冲服。凡温疫里热等症，用此汤去伏热、清邪毒、生津养血。

玉泉散

天花粉三钱　粉葛根三钱　麦门冬三钱　生地黄四钱　五味子五分　甘草钱半

方取甘寒滋润，生胃津以止渴。妙葛根升达，使水津上布。

清心饮

当归三钱　生地三钱　白芍二钱　莲心三钱　连翘心一钱　茯神二钱　枣仁三钱　甘草节一钱　麦冬三钱　川贝母一钱　竹叶心一钱　龙骨三钱

心血虚，有痰火不卧寐，用此药清补之最妙。

地黄饮

安桂五分　附子一钱　苁蓉二钱　茯苓三钱　地黄三钱　麦冬三钱　五味五分　远志一钱　菖蒲一钱　枣皮三钱　巴戟三钱　石斛三钱　薄荷一钱

勿久煎，即取服之。

黄连阿胶汤

黄连二钱　黄芩二钱　白芍三钱　阿胶三钱　鸡子黄二枚

煎成待温，入鸡子黄搅匀服。治心烦不寐，大清心火，生心中之阴液以安神，仲景之大剂也。

仁熟散

柏子仁三钱　熟地四钱　枸杞三钱　五味子一钱　山萸肉三钱　桂心二钱　人参三钱　茯神三钱　菊花一钱　枳壳一钱

酒服治肝胆虚，恐畏不敢独卧。并补心以实其子，则肝胆益旺。而菊花散风以宁之，枳壳和胃以安之，又是闲中一子。

清瘟败毒散

石膏八钱　知母三钱　生地五钱　犀角一钱　黄连三钱　栀子三钱　桔梗三钱　黄芩三钱　赤芍三钱　元参三钱　连翘二钱　丹皮三钱　甘草一钱　竹叶三钱

酸枣仁汤

枣仁四钱　甘草一钱　知母三钱　茯神五钱　川芎一钱

清火和血安神，则能寐矣。

甘草泻心汤

甘草二钱　黄芩三钱　人参三钱　干姜二钱　半夏三钱　黄连三钱　大枣三枚

胃虚不能调治上下，水寒上逆，火热不得下降，结而为痞。用姜、半以折水，用芩、连以清火，而参、枣、甘草以从中和之。

生姜泻心汤

生姜三钱　半夏三钱　甘草二钱　人参三钱　黄芩二钱　干姜二钱　黄连三钱　大枣三枚

桂苓甘草五味汤

桂枝三钱　茯苓四钱　五味一钱　甘草二钱

小结胸汤

黄连二钱　半夏三钱　瓜蒌八钱

大陷胸汤

大黄三钱　芒硝二钱　甘遂一钱

左金丸

吴茱萸一钱　川黄连六钱

病左胁痛及呕酸苦者，肝火也。以金平木，清火生金，其理至妙。

萆薢分清饮

菖蒲二钱　草梢三钱　乌药二钱　益智一钱　青盐少许

地魄汤

甘草一钱　半夏三钱　麦冬三钱　芍药三钱　五味子一钱　元参三钱　牡蛎三钱

清君相之火，降肺胃之逆，益水敛神而生津，此补阴法也。

葛根汤

葛根三钱　麻黄一钱　白芍三钱　桂枝二钱　甘草一钱　大枣三枚　生姜三片

风寒中太阳经，背项痛发痉者，皆以此汤为主。盖麻、桂为太阳发表之通剂，加葛根则能理太阳筋脉之邪。

大秦艽汤

生地三钱　熟地三钱　川芎一钱　当归三钱　白芍三钱　白术三钱　云苓三钱　甘草一钱　秦艽二钱　羌活二钱　独活钱半　防风三钱　白芷二钱　细辛五分　黄芩三钱

越鞠丸

苍术三钱　香附三钱　川芎二钱　神曲三钱　炒栀子三钱

十枣汤

大戟一钱　芫花一钱　甘遂一钱　大枣十枚

共为末，大枣十枚煎浓汤送下一字，下水饮如神。

四神丸

故纸四钱　吴萸三钱　肉蔻三钱，去油　五味一钱

为末，蜜丸。治脾肾虚泻。

金箔镇心丹

胆南星一钱　朱砂三钱　琥珀三钱　竹黄三钱　牛黄五分　珍珠一钱　麝香少许　金箔一钱

蜜丸，金箔为衣，薄荷汤下。治癫痫、惊悸、怔忡，一切痰火之疾。

黄芪五物汤

即桂枝汤加黄芪。

五蒸汤

人参三钱　生地三钱　石膏三钱　知母二钱　粉葛根三钱　黄芩二钱　甘草一钱　竹叶三钱　粳米三钱　小麦三钱　赤茯苓三钱

五蒸之名，一曰骨蒸，二曰脉蒸，三曰皮蒸，四曰外蒸，五曰内蒸。统以此方治之。

益气安神汤

当归三钱　茯苓三钱　生地三钱　麦冬三钱　枣仁三钱　远志一钱　人参三钱　黄芪三钱　甘草一钱　胆南星三钱　黄连二钱　竹叶三钱　生姜三片　大枣三枚

醋黄散

大黄一钱　郁金子一钱　降香一钱　三七一钱　当归三钱　牛膝二钱

均用醋炒为末，酒、童便冲服。下瘀止血。

小青龙汤

桂枝三钱　麻黄二钱　干姜三钱　白芍三钱　细辛五分　半夏三钱　五味一钱　甘草一钱

温散寒水，外去风寒，内泻水饮之大剂。

九气丸

姜黄三钱　香附四钱　甘草二钱

通治气不和作痛。

香苏饮

香附子二钱　紫苏三钱　陈皮二钱　甘草一钱　葱白二根　生姜三片

发表轻剂。

指迷茯苓丸

茯苓五钱　风化硝三钱　半夏三钱　枳壳一钱

肾着汤

白术　红枣　甘草　附子

天灵盖散

天灵盖檀香水洗，酥炙，三钱　槟榔二钱　阿魏一钱　麝香少许　安息香一钱　甘遂一钱　朱砂一钱

上为末，用桃枝、柳枝、桑根皮、榴根皮、葱白、薤白、童便煎汤送下三钱，忍吐待下。子时服，巳时当下痨虫，更进一服除根。如泻不止，用龙骨、黄连末，白汤下以止之，白粥补之。如不用天灵盖，以虎头骨代之，再加鳗鱼骨，是尤理得心安。

黄连解毒汤

黄连三钱　黄芩三钱　黄柏二钱　栀子三钱

通治三焦之热，内外证加减随宜。

五皮饮

陈皮　茯苓皮　姜皮　桑皮　大腹皮

各等分煎服。

泻白散

地骨皮三钱　生桑皮三钱　糯米四钱

肺为火克，以此生金，清火利水，水清火自降矣。

五淋散

山栀子三钱　车前子三钱　当归尾三钱　甘草一钱

心遗热于小肠，结而为淋，以此清心、平肝、利水。

四逆汤

干姜三钱　附子三钱　甘草一钱

胆肾阳虚，四肢逆冷，下利不止，以此温之。

小温经汤

当归三钱　白芍二钱　阿胶三钱　川芎一钱　人参三钱　丹皮三钱　麦冬三钱　半夏二钱　吴萸一钱　生姜一钱　桂枝二钱　甘草一钱

此为调经第一方。行血消瘀，散寒降痰，温利而不燥烈，为去瘀之妙药。

理中汤

白术三钱　人参三钱　干姜二钱　甘草一钱

霍乱吐泻腹痛，中土虚寒，以此温补之。

人参败毒散

人参二钱　羌活二钱　独活一钱　柴胡二钱　前胡二钱　枳壳一钱　桔梗二钱　川芎一钱　云苓二钱　甘草一钱

散寒发汗，兼利痰饮。

方剂索引

二画

二加龙骨汤　196
二陈汤　193
十灰散　173
十全大补汤　188
十枣汤　225
十味参苏饮　210
八珍汤　188
人参固本汤　206
人参败毒散　228
人参泻肺汤　177
人参养荣汤　185
人参清肺汤　205
九气丸　226

三画

三一承气汤　220
三才汤　222
三物汤　219
土瓜根汤　216
大补阴丸　188
大枫丹　209
大秦艽汤　225
大柴胡汤　175
大陷胸汤　224
大黄甘遂汤　216
大黄䗪虫丸　217
大清凉散　215
大魂汤　221
千金麦门冬汤　190
千金苇茎汤　205
小青龙汤　226
小建中汤　186
小结胸汤　224
小柴胡汤　179
小温经汤　228
小调经汤　178

四画

天王补心丹　184
天灵盖散　227
五皮饮　227
五苓散　215

五淋散　227
五蒸汤　226
太平丸　193
止衄散　197
止嗽散　190
牛膝散　178
升降散　222
仁熟散　223
化滞丸　217
化腐生肌散　209
月华丸　197
丹皮汤　206
乌梅丸　210
六君子汤　184

五画

玉女煎　203
玉泉散　222
玉烛散　211
正元汤　186
甘麦大枣汤　220
甘草干姜汤　174
甘草泻心汤　224
甘桔汤　191
甘露饮　180
左归饮　215
左金丸　224
石莲汤　215
龙胆泻肝汤　213
平胃散　215
归脾汤　185,199
甲己化土汤　178
叶氏养胃汤　219
田螺捻子　207
四君子汤　188
四物汤　174,188
四逆汤　227
四逆散　214
四神丸　225
四磨汤　182
生化汤　197
生地黄散　198
生脉散　183
生姜泻心汤　224
失笑散　175
代抵当汤　217
仙方活命饮　207
白凤膏　186
白头翁汤　218
白虎汤　175
白散方　205
瓜蒂散　205
宁肺桔梗汤　206
圣愈汤　203

六画

地骨皮散　198
地黄汤　176
地黄饮　223
地榆散　214
地魄汤　224
托里消毒散　208

当归六黄汤 207
当归四逆汤 218
当归地黄汤 209
当归导滞汤 210
当归芦荟汤 176
当归补血汤 188
团鱼丸 197
回龙汤 199
朱砂安神丸 185
竹叶石膏汤 211
仲景泻心汤 173
血府逐瘀汤 216
异功散 188
导赤散 189
防风芎归汤 209
防风通圣散 204

七画

麦门冬汤 181
麦冬养荣汤 208
赤豆当归散 212
赤豆薏苡汤 206
花蕊石散 177
苏子降气汤 182
佛手散 175
辛字润肺膏 183
补中益气汤 221
附子汤 219

八画

苓桂术甘汤 195
抵当汤 218
肾气丸 183
肾着汤 227
金箔镇心丹 225
金蟾丸 217
炙甘草汤 187
泻白散 227
泻青丸 213
泻肺丸 192
参苏饮 203
参附汤 203

九画

柏叶汤 177
栀子豆豉汤 220
指迷茯苓丸 227
香苏饮 226
保元汤 184
保和丸 191
保和汤 181
保命生地散 189
独参汤 173
养真汤 186
济生乌梅丸 214

十画

都气丸 220
真武汤 195
桂苓五味甘草汤 182
桂苓甘草五味汤 224
桂枝甘草龙骨牡蛎汤 187

桃仁承气汤 178
桃奴散 220
柴胡梅连散 191
柴胡清骨散 189
逍遥散 175
脏连丸 214
益气安神汤 226
烧裆散 222
凉血地黄汤 207
消化丸 192
通窍活血汤 204
通脾泄胃汤 204

十一画

理中汤 228
黄土汤 211
黄芪五物汤 225
黄连阿胶汤 223
黄连解毒汤 227
萆薢分清饮 224
移尸灭怪汤 218
猪苓汤 189
麻黄人参芍药汤 190
旋覆代赭石汤 194
断红丸 214
清化汤 222
清心饮 222
清胃散 212
清瘟败毒散 223
清燥养荣汤 221
清燥救肺汤 180

十二画

琥珀散 219
琼玉膏 183
越鞠丸 225
葛根汤 225
葛根黄连黄芩汤 213
葶苈大枣泻肺汤 191
紫参汤 218
紫菀散 194
脾约丸 219
温胆汤 195
滑氏补肝散 187
犀角地黄汤 179

十三画

槐角丸 213
解毒汤 212

十四画以上

酸枣仁汤 223
膈下逐瘀汤 216
醋黄散 226
黎洞丸 209
橘核丸 210
豁痰丸 221
礞石滚痰丸 194